G-CSF
適正使用ガイドライン

2022年10月改訂　第2版

Clinical Practice Guidelines for the Use of G-CSF 2022

日本癌治療学会
Japan Society of Clinical Oncology　｜　編

金原出版株式会社

刊行にあたって

　日本癌治療学会はがんに関する診療ガイドラインを多数作成していますが，臓器・領域横断的な学会として，特にがんの支持療法に関するガイドラインに力を入れています。その代表的なものが「G-CSF 適正使用ガイドライン」です。

　「G-CSF 適正使用ガイドライン」をたどると，1994 年に ASCO（American Society of Clinical Oncology）において G-CSF 使用に関するガイドライン（1996 年改訂）が出されたことを受け，当学会では 1998 年に G-CSF 適正使用ガイドライン作成小委員会が設置され，2001 年に初版のガイドラインが本会機関誌 IJCO に論文として掲載されています。その後，間をおいて 2011 年から G-CSF 適正使用ガイドライン改訂ワーキンググループが中心となって改訂作業を進め，「G-CSF 適正使用ガイドライン 2013 年版」が第 1 版として刊行となりました。ガイドライン 2013 年版は，その後，毎年部分改訂を重ね 2018 年の version 5 まで第 1 版として発行されています。そして今回，4 年の間隔をおいて全面的な改訂となり，「G-CSF 適正使用ガイドライン 2022 年 10 月改訂第 2 版」として刊行されるに至りました。

　今回の改訂の最大の特徴は「Minds 診療ガイドライン作成の手引き 2014」「Minds 診療ガイドライン作成マニュアル 2017」に準拠して科学的なエビデンスのもとに作成されたということです。この手法では膨大な資料を適切に整理し，システマティックレビューを行い，科学的なエビデンスをまとめることが必要になります。高野利実委員長をはじめとする G-CSF 適正使用ガイドライン改訂ワーキンググループの先生方，そしてそれを支えたシステマティックレビューチームの先生方には大変なご苦労であったと思います。ここに深く感謝を申し上げます。

　近年は分子標的治療薬や免疫チェックポイント阻害薬など，それぞれに特異的な有害事象を見かけることも増えましたが，やはり，従来通り薬物療法の中心は殺細胞性抗がん薬であり，最も懸念すべき有害事象は骨髄抑制であることは変わらないと思います。さらに高齢の患者が急速に増えている現況を考えると，骨髄抑制への対応策としての G-CSF の使用は現場で増えていると実感しています。幅広い医療従事者に本ガイドラインが活用され，安全かつ有効にがん薬物療法が実施されることを期待しています。

2022 年 10 月

一般社団法人日本癌治療学会
理事長　土岐　祐一郎

第2版　序

　「G-CSF 適正使用ガイドライン 2022 年 10 月改訂第 2 版」をお届けできることになり，このガイドライン作成に携わったメンバーの一人として，大変嬉しく思います。このガイドラインが，診療現場で，多くの皆様のお役に立てることを心より願っております。

　前版である「G-CSF 適正使用ガイドライン 2013 年版（第 1 版）」は，年 1 回の部分改訂が重ねられていましたが，2018 年に「2013 年版 ver. 5」が公開されたところで，大幅改訂の方針が決定され，私が委員長を拝命しました。その後，第 2 版の発刊までに 4 年もの歳月を要したわけですが，この間，けっして作業を怠っていたわけではなく，「G-CSF 適正使用ガイドライン改訂ワーキンググループ」の委員とシステマティックレビューチームメンバー 42 名をはじめ，数多くの方々のたゆまない努力がありました。4 年間で費やされた労力を思い返すと，実に感慨深いものがございます。

　これだけの時間と労力を要した理由の一つとして，「Minds 診療ガイドライン作成の手引 2014」「Minds 診療ガイドライン作成マニュアル 2017」に本格的に準拠する方針をとったことがあります。近年の標準的なガイドライン作成手法ですので，当然の流れではありましたが，G-CSF の使用については，世界の多くのガイドラインでも，本ガイドライン 2013 年版でも，科学的根拠に乏しい「FN 発症率 20％」のカットオフを前提に推奨が決められてきた歴史があり，これは，Minds の手法とはかけ離れたものでした。本ガイドライン改訂ワーキンググループは，議論を重ねた上で，「FN 発症率 20％」の前提を捨て，Minds の手法に則って，個々の Question に対して科学的にエビデンスを評価していく方針を決定しました。これは，おそらく世界初の試みであり，想像以上に大変な道のりが待っていました。「FN 発症率 20％」で決められたらどんなに楽だろうと思うこともありましたが，メンバーの多大なる尽力のおかげで，当初の方針を貫き，科学的根拠に基づくガイドラインを作り上げることができました。

　作成過程で，個々のがん種，個々のレジメンについて，G-CSF 使用の有無を比較したエビデンスが乏しいことも浮き彫りになり，今後の改訂の際には，Question の設定も含め，改善の余地があると考えられました。診療現場で利用する中でお気づきの点等ございましたら，是非ご意見をお寄せいただきたく存じます。本ガイドラインでは明確な推奨ができていないところも多々ございますが，エビデンスが乏しい場合でも，個々の状況で，リスクとベネフィットのバランスを評価する際の参考になるように作成していますので，目の前の患者さんに最適な医療を行うためにご活用いただければ幸いです。

　本ガイドライン作成にご尽力くださった多くの皆様，そして，何度も心折れそうになったわれわれを支え，作業をリードしてくださった，日本癌治療学会事務局の福田奈津喜さんに，この場を借りて，心より感謝申し上げます。

2022 年 10 月

がん診療ガイドライン作成・改訂委員会
G-CSF 適正使用ガイドライン改訂ワーキンググループ
委員長　高野　利実

目 次

Ⅰ．本ガイドラインの概要

Ⅳ．治療強度増強

Ⅴ．血液がん

Ⅳ. その他

Ⅰ．本ガイドラインの概要

はじめに

　2011年，日本癌治療学会G-CSF適正使用ガイドライン改訂ワーキンググループが設置され，G-CSF適正使用ガイドライン2001年版[1]を全面改訂する形で，G-CSF適正使用ガイドライン2013年版が作成された[2]。同ガイドラインは，2015年以降2018年まで，年1回の部分改訂を重ね，2018年には「2013年版ver.5」が公開された。もともと，5年ごとに全面改訂が行われる予定となっていたこともあり，2018年10月に新しい「G-CSF適正使用ガイドライン改訂ワーキンググループ」が組織され，全面改訂の作業が始まった。新たなガイドラインは，「Minds診療ガイドライン作成の手引き2014」[3]，「Minds診療ガイドライン作成マニュアル2017」[4]に準拠し，システマティックレビューに基づいて作成した。

　本文中における「本ガイドライン」は，本書のことを指し，前版については，「本ガイドライン2013年版ver.5」と表記している。また，G-CSF適正使用に関する海外の主なガイドラインとして，ASCOガイドライン，EORTCガイドライン，NCCNガイドライン，ESMOガイドラインがあり，本ガイドラインでも頻繁に言及されているが，特に記載のない限り，それぞれのガイドラインの2022年10月時点での最新版のことである。すなわち，「ASCOガイドライン」は2015年版[5]，「EORTCガイドライン」は2010年版[6]，「NCCNガイドライン」は2022年版ver.1[7]を指す。ただし，ESMOガイドラインについては，G-CSFのガイドラインとして出された2010年版[8]と，FNのガイドラインとして出された2016年版[9]があるため，両者を区別し，「ESMOガイドライン2010年版」「ESMOガイドライン2016年版」と記載している。

　G-CSFは，がん薬物療法によって生じる好中球減少症やFNを防ぐために用いる支持療法薬である。G-CSFを適切に使用することで，FN等の合併症やそれに伴う死亡を予防し，QOLを向上させ，OSを延長することが期待できる。また，G-CSFの適正使用は，がん薬物療法を適切に実施することにもつながり，これによって，がん薬物療法による益を高めることが期待できる。一方で，G-CSFには，疼痛等の有害事象，通院等の負担，薬剤コストといった「望ましくない効果」もあり，益が明確でない場合には使用を控えるべきである。

　G-CSFは，がん薬物療法の支持療法薬の一つにすぎないが，患者のOSやQOLを左右する，診療上重要度の高い医療行為であり，その適正な使用のために，患者と医療者の意思決定を支援するためのガイドラインが必要である。G-CSFは，様々ながん種で使用されるため，疾患ごとのガイドラインではなく，G-CSFの適正使用に特化したガイドラインを作成するのが妥当である。

　日本の医療現場では，FN発症予防というG-CSFの本来の目的での使用ではなく，好中球数が下がったとき，あるいは，FNが生じたときに，好中球数を増加させるための「治療投与」が広く行われてきた歴史があり，好中球が減少する前，あるいは，FNを発症する前に用いる「予防投与」はあまり浸透していなかった。その一因として，日本では，多くのG-CSFの「用法・用量」が，「好中球数 1,000/μL 未満で発熱あるいは好中球数 500/μL 未満が観察された時点から投与する」となっている事実がある。添付文書の改訂に向けた取り組みも必要であるが，長年にわたって改訂がなされていない状況も鑑みて，ガイドライン作成を通じて適正使用を求めていくことが重要だと考えられる。本ガイドラインが浸透することにより，G-CSFの添付文書が適正な形に改訂されることも期待される。

1　本ガイドラインの目的

　本ガイドラインの目的は，G-CSFが適正に使用されることにより，患者のOSとQOLを改善する

ことである。G-CSF は適切な患者に，適切な方法で用いることにより，がん薬物療法による FN 等の合併症を予防し，がん薬物療法の効果を高め，その結果，OS の延長や QOL の向上が期待されるが，益が期待できない状況においては，疼痛等の害があるため，使用は控えるべきである。益と害のバランスをエビデンスに基づいて評価することを通じて，患者と医療者の意思決定を支援することを意図して本ガイドラインは作成された。

2 本ガイドラインが対象とする利用者

　本ガイドラインが対象とする主な利用者は，がん薬物療法に関与する医療従事者（医師，薬剤師，看護師等）である。その他の医療従事者，および，がん薬物療法を受ける成人患者やその家族にも参考となる情報を提供する。

3 本ガイドラインが対象とする患者

　本ガイドラインが対象とするのは，がん薬物療法を行う予定のある，あるいは，がん薬物療法を受ける成人患者である。合併症を有する患者や高齢者を含むが，小児は対象としない。

4 利用上の注意

　本ガイドラインは，あくまでも，標準的な治療を行うための指針であり，診療方針や治療法を規制したり，医師の裁量権を制限したりするものではなく，患者の状態や希望，施設の状況等によってはガイドラインの記載とは別の選択が行われることがありうる。また，本ガイドラインは医療訴訟などでの参考資料となることを想定しておらず，治療結果に対する責任の所在は直接の治療担当医にあり，本ガイドライン策定に携わった学会および個人にはない。

5 Question の区分と呼称について

　本ガイドラインにおける Question の区分と呼称は表 1 のとおりとした。

表 1　本ガイドラインにおける Question の区分・呼称

区分	呼称	本ガイドラインにおける Question 区分の定義
Clinical Question	CQ	重要臨床課題に基づく Foreground Question のうち，システマティックレビューを完遂し，エビデンスに基づいた推奨が提示できる Question
Future Research Question	FQ	重要臨床課題に基づく Foreground Question のうち，エビデンス不足等により，システマティックレビューを完遂できず，エビデンスに基づいた推奨提示に至らなかった Question（改訂作業開始時点ではすべて CQ として設定したが，その後のシステマティックレビューの状況により CQ と FQ を区分した）
Background Question	BQ	基本的な知識（臨床的特徴，疫学的特徴，診療の全体の流れ）や広く実臨床に浸透している内容のうち，特にガイドラインとして記載が必要な Question

6 診療ガイドライン作成方法

(1) ワーキンググループ

　本ガイドラインの作成に当たったのは，日本癌治療学会「がん診療ガイドライン作成・改訂委員会」のもとに設置された「G-CSF 適正使用ガイドライン改訂ワーキンググループ」である。同ワーキンググループは，本ガイドライン 2013 年版作成のために 2011 年に組織されていたが，2018 年 10 月に，一部委員を変更・追加し，10 ページに記載したメンバーで，本ガイドラインの作成作業が開始された。なお，ワーキンググループ委員の選定にあたっては，日本臨床腫瘍学会および日本血液学会からの推薦を受けた。

(2) 作成基本方針

　「Minds 診療ガイドライン作成の手引き 2014」「Minds 診療ガイドライン作成マニュアル 2017」に従い，Question ごとにシステマティックレビューを行い，その結果に基づいて推奨を決定する方針とした。本ガイドライン 2013 年版作成時に前提としていた「FN 発症率 20％をカットオフとする考え方」は，明確な根拠に基づくものではないため，本ガイドラインではそれを踏襲せず，G-CSF 使用の有用性等について，エビデンスに基づいて益と害のバランスを評価する方針とした。

　「一次予防投与」と「治療強度増強」に関しては，がん種ごとに Question を立てて検討する方針とした。本来，がん薬物療法のレジメンごとに評価を行うのが理想であるが，G-CSF の有用性を評価したエビデンスが豊富にあるわけではないことから，がん種ごとにまとめて評価を行うこととした。すべてのがん種をまとめて評価を行う方法も考えられたが，多くの臨床研究ががん種ごとに行われていること，がん種ごとに標準治療が確立していること，本ガイドラインの読者が現場で臨床疑問に直面する際には，特定のがん種についての回答を得たいと考えるであろうことなどを考慮し，がん種別に評価を行うのが妥当と判断した。なお，がん種別に検討する中で，特定のレジメンに限って推奨を行う必要があると考えられた場合には，該当するレジメンを，推奨文の注釈として記載する方針とした。注釈に記載していない場合でも，レジメンごとの検討内容について，解説文で記載する方針とした。

　「二次予防投与」と「治療投与」に関しては，エビデンスも限られていることから，がん種をまとめて評価する方針とした。

　多くの G-CSF の添付文書において，予防投与ではなく治療投与を想定した効能・効果，用法・用量が設定されているが，本ガイドラインでは，添付文書の記載に縛られることなく，あくまでも科学的に適正な推奨を行う方針とした。

(3) スコープ作成

　ガイドラインの作成にあたっての方向性を示すためにスコープの草案を作成し，ワーキンググループで議論を行い，2018 年 12 月 26 日の会議で承認を得た。その後も必要に応じて部分改訂が行われた。

　重要臨床課題としては下記のものが挙げられた。

1. G-CSF の一次予防投与は，どのような場面（疾患，治療法）で有用か（○○がんのがん薬物療法において，G-CSF の一次予防投与は有用か）
   ※がん種ごとに検討する
   ※治療強度増強の有用性についても検討する
2. がん薬物療法を受けて FN を発症した固形がん患者に対して，G-CSF の二次予防投与は有用か

3. G-CSF の治療投与は有用か
4. 血液がんにおける G-CSF の適切な使用法
5. G-CSF の使用に影響を与える FN 発症のリスク因子
6. G-CSF 製剤の使い分け（製剤別の違い，バイオシミラーと先行バイオ医薬品，連日投与製剤とペグ化製剤）
7. 放射線療法中の G-CSF の使用について
8. G-CSF の有害事象対策（疼痛など）
9. G-CSF の適切な用法・用量

（4）CQ・FQ・BQ 作成

　重要臨床課題に基づき，ワーキンググループで議論しながら Question を作成した。ワーキンググループ委員を，担当疾患領域ごとに 9 チーム（乳腺，呼吸器，消化器・頭頸部，婦人科，泌尿器，肉腫，リンパ腫，白血病，全般）に分けて作業を行い，ワーキンググループで決定した。重要臨床課題 1 に対応する Question として設定された「○○がんのがん薬物療法において，G-CSF の一次予防投与は有用か」「○○がんにおいて，G-CSF 一次予防投与を前提に増強したがん薬物療法を行うことは有用か」については，各チームで，「○○がん」の部分に記載する対象がん種を検討した。それ以外の重要臨床課題については，がん種ごとに検討するのではなく，全がん種まとめて検討を行うこととした。
　改訂作業開始時点ではすべての Question を CQ として設定していたが，Question によってはエビデンス不足等によりシステマティックレビューを完遂できないものもあり，エビデンスに基づいた推奨提示に至らなかった Question については FQ として，システマティックレビューを完遂し，エビデンスに基づいた推奨が提示できる CQ とは区別した。また，基本的な知識（臨床的特徴，疫学的特徴，診療の全体の流れ）や広く実臨床に浸透している内容と言える Question は BQ とした。

（5）文献検索と採択基準

　文献検索は，聖隷佐倉市民病院図書室，国家公務員共済組合連合会中央図書室，国立がん研究センター図書館，埼玉石心会病院図書室所属の司書によるチームに依頼した。検索期間は，1990 年 1 月 1 日〜2019 年 12 月 31 日とし，PubMed と Cochrane Library と医中誌の検索を行った。
　検索された文献にハンドサーチで得られた文献を加えた上で，2 回のスクリーニングを行い，システマティックレビューに含む文献を採択した。
　個々の Question における文献検索式については，日本癌治療学会が運営する「がん診療ガイドライン」ホームページ上（http://www.jsco-cpg.jp/）で公開予定である。
　重要臨床課題 1 に対応する Question については，下記の採択基準に則ったスクリーニングを行った。
① 「G-CSF あり群」と「G-CSF なし群」を比較した RCT があれば，優先的に採択する。
② ①が存在しないか少ない場合には，「G-CSF ありの患者集団」と「G-CSF なしの患者集団」のデータの抽出が可能な非 RCT，コホート研究，症例対照研究も採択する。
③ G-CSF あり群と G-CSF なし群の比較ではない，レジメンを比較するような RCT で，調査対象のレジメンについて，「G-CSF ありの患者集団」と「G-CSF なしの患者集団」のデータ抽出が可能な場合は，採択を検討する。
④ 原則として，症例報告や症例集積研究は採択しない。
⑤ 二次資料（総説，システマティックレビュー，メタアナリシス，診療ガイドライン等）は採択し

ない。

⑤の二次資料については，スコーピングサーチの際に G-CSF の一次予防投与の有無を比較する重要な二次資料が検索されなかったこと，および，既存の診療ガイドラインは，FN 発症率に基づいて推奨を決定しているものがほとんどで，本ガイドラインで採用している作成基本方針とは合致しないことから，重要臨床課題 1 に対応する Question について，二次資料を採択対象から除外する方針とした。ただし，検索の過程で見つかった二次資料や，既存の診療ガイドラインについて，本ガイドライン作成の際の参考にすることはあった。

他の Question についても，これと同様の方針を設定してスクリーニングを行った。

（6）システマティックレビュー

ワーキンググループにおいて，各 Question における「益」と「害」のアウトカムを抽出して，その重要度を点数化し，システマティックレビューで検証するアウトカムを設定した。アウトカムとしては，「全生存期間（OS）」（益），「発熱性好中球減少症発症率（FN 発症率）」（益），「感染による死亡率」（益），「生活の質（QOL）」（益），「疼痛」（害）などが設定された Question が多かった。

ワーキンググループとは別にシステマティックレビューチーム（SR チーム）を組織し，ワーキンググループ委員と同様に，担当疾患領域ごとに 8 チーム（乳腺，呼吸器，消化器・頭頸部，婦人科，泌尿器，肉腫，リンパ腫，白血病）に分かれてシステマティックレビューを行った。SR チーム委員については 10～11 ページに記載した。一部 SR チーム委員は，ワーキンググループとの兼任となっている。

文献検索およびハンドサーチによって得られた論文を対象に 2 回のスクリーニングを行い，採択された個別研究のエビデンスについて，バイアスリスク・非直接性等の各項目を評価した。さらに，個別研究のエビデンス評価の結果をもとに，アウトカムごと，研究デザインごとにエビデンスを統合して，エビデンス総体としての評価を行ったのち，定性的システマティックレビュー，メタアナリシスを実施して，SR レポートを作成した。

（7）推奨草案作成

システマティックレビュー結果に基づき，ワーキンググループ委員が CQ に対するアウトカム全般に関する全体的なエビデンスの確実性（強さ）を判定し（表 2），望ましい効果（益）と望ましくない効果（害と負担など）のバランス，患者の価値観・好み，コスト・資源等を総合的に考慮して，推奨草案を作成した。患者の価値観・好みについては，エビデンスに基づく評価が十分にできていないが，FN 発症率を低減させるなどの望ましい効果や，疼痛などの望ましくない効果の受け止め方は，患者ごとに異なると考えられるため，各チーム内での議論やワーキンググループでの議論を通じて慎重に検討を行った。本ガイドラインの作成段階において，患者や一般市民の直接的な関与はなかったが，今後の改訂においては，患者の視点を反映させる方法（患者のワーキンググループや外部評価への参加，患者へのインタビュー，患者の価値観，希望，経験に関する文献調査など）を検討する必要がある。

表 2　アウトカム全般のエビデンスの確実性（強さ）

A（強）	効果の推定値が推奨を支持する適切さに強く確信がある
B（中）	効果の推定値が推奨を支持する適切さに中程度の確信がある
C（弱）	効果の推定値が推奨を支持する適切さに対する確信は限定的である
D（非常に弱い）	効果の推定値が推奨を支持する適切さにほとんど確信できない

推奨の方向性

推奨の強さ	1	2	2	1
	強い	弱い	弱い	強い
推奨文の記載	…を行うことを強く推奨する	…を行うことを弱く推奨する	…を行わないことを弱く推奨する	…を行わないことを強く推奨する

図1　推奨文の記載

表3　推奨の強さとエビデンスの強さの種類

推奨の強さ	エビデンスの強さ
1（強い） 2（弱い）	A（強） B（中） C（弱） D（非常に弱い）

　また，コスト・資源についても，エビデンスに基づく評価は十分にできていないが，G-CSF 使用によってコストがかかることを考慮し，G-CSF 使用によって得られる益が，コストや資源に見合ったものであるかどうか慎重に検討を行った。

　FQ や BQ については，推奨草案の代わりに，「〜において〜の有用性は明らかではない」といったステートメント案を作成した。

（8）推奨決定

　ワーキンググループ委員が作成した推奨草案をもとに，推奨決定会議を開催した。合意形成方法は GRADE Grid による Web 投票とし，特定項目への 80％以上の得票集中をもって合意形成がなされたものとして，推奨を決定した。1回目の投票で 80％以上の合意水準に達しなかった場合は，協議を行って2回目の投票を行った。2回目の投票でも合意形成に至らなかった場合は「推奨の強さは決定できない（Not graded）」とし，その経過や結果の要約を解説に記載することとしたが，本ガイドラインにおいて該当する CQ はなかった。

　推奨文は原則，推奨の方向性（2方向）×推奨の強さ（2段階）の組み合わせで記載し，推奨の強さ，合意率，エビデンスの強さを併記した（図1，表3）。ただし，Q43 と Q45 については，推奨作成の過程で，比較する2つの介入のいずれか一方のみを推奨するのは適切ではないと判断されたため，2つの介入を対等に並べた上で，「いずれも弱く推奨する」という推奨となっている。

　FQ および BQ については，推奨の強さやエビデンスの強さの記載はせず，ステートメント案の採否をワーキンググループ委員による投票で決定した。

7　外部評価

（1）日本癌治療学会，日本臨床腫瘍学会，日本血液学会でのパブリックコメント

　日本癌治療学会ホームページにガイドライン草案を掲載し，日本癌治療学会，日本臨床腫瘍学会，

日本血液学会に依頼してパブリックコメントを募集した。本ガイドライン改訂ワーキンググループは得られたコメントへの対応を討議し，本ガイドラインへも反映した。パブリックコメントおよびその対応については巻末附録で公開している。

(2) 日本癌治療学会がん診療ガイドライン評価委員会による外部評価

本ガイドラインは，日本癌治療学会がん診療ガイドライン評価委員会（委員の氏名・所属は12ページに記載）による AGREE Ⅱ 評価を受けた。改訂ワーキンググループでは評価結果について検討し，可能な限り，各種意見を反映した。外部評価結果およびその対応については巻末附録で公開している。

8　本ガイドラインの普及と改訂

本ガイドラインの出版後，引き続き本ガイドライン改訂ワーキンググループでの活動を継続し，内容の検討・広報・普及活動などを行う。

本ガイドライン Web 版は書籍版刊行の約半年後に公開する。また，日本癌治療学会機関誌「International Journal of Clinical Oncology（IJCO）」への英訳版の投稿を行う。

また，本ガイドラインの普及活動の一環として，本ガイドラインの重要な推奨について「Quality Indicator（QI）」を設定し，その推奨がどの程度適用されているかの評価を経時的に行う。本ガイドラインにおいて，推奨の強さが「1（強い）」となっているのは，Q1「乳がんのがん薬物療法において，G-CSF の一次予防投与を行うことを強く推奨する」と Q44「がん薬物療法において，ペグ化 G-CSF 単回投与を行うことを強く推奨する」の2つのみであり，このうち Q1 について，「乳がん周術期薬物療法として TC 療法（ドセタキセル＋シクロホスファミド）を実施する際の G-CSF 一次予防投与実施率」等の QI を設定して調査を行う予定である。また，予防投与と治療投与に関する QI も設定して調査することも検討する。

本ガイドラインは4〜5年後に全面改訂を行う予定とし，2026年頃改訂作業を開始する。ただし，全面改訂の作業以外でも，本ガイドライン改訂ワーキンググループとして最新のエビデンスの情報収集に努め，日常診療に重大な影響を及ぼす新知見が確認された場合等には，部分改訂を行い，速やかに公開することを検討する。

9　利益相反（COI）

(1) 利益相反申告

本ガイドライン改訂ワーキンググループ委員および SR チーム委員は，日本癌治療学会の定款施行細則第4号（学会の事業・活動における利益相反に関する指針運用規則）に則り，利益相反の自己申告を行い，利益相反委員会が自己申告された利益相反の状況を確認した。

利益相反の状況については年度ごとに，日本癌治療学会が運営する「がん診療ガイドライン」ホームページ上（http://www.jsco-cpg.jp/）で公開する。

(2) 利益相反申告に基づく推奨決定会議における議決権の制限

本ガイドライン改訂ワーキンググループの委員が推奨作成の根拠となる論文の著者である場合（学術的 COI），関連する薬剤や医療機器製造・販売に関与する企業または競合企業に関する COI を有す

る場合（経済的 COI）には，日本医学会『診療ガイドライン策定参加資格基準ガイダンス』の基準に則って，各委員の自己申告により，推奨決定会議における投票を棄権することとした。本ガイドライン作成においては，学術的 COI，経済的 COI のいずれにおいても，投票棄権の対象者はいなかった。

（3）本ガイドラインの独立性

　本ガイドラインの改訂・出版に関する費用はすべて日本癌治療学会が支出し，特定企業からの資金提供は受けていない。また，すべての Question における推奨決定に日本癌治療学会は直接関与していない。

参考文献

1) 曽根三郎，佐々木常雄，赤座英之，他．G-CSF 適正使用ガイドライン Int J Clin Oncol. 2001；6 Suppl：1-24.
2) 日本癌治療学会編．G-CSF 適正使用ガイドライン 2013 年版．金原出版，2013.
3) 小島原典子，中山健夫，森實敏夫，他編．Minds 診療ガイドライン作成マニュアル 2017．公益財団法人日本医療機能評価機構.
4) 福井次矢，山口直人監修，森實敏夫，吉田雅博，小島原典子編．Minds 診療ガイドライン作成の手引き 2014．医学書院，東京，2014.
5) Smith TJ, Bohlke K, Lyman GH, et al, American Society of Clinical Oncology. Recommendations for the use of WBC growth factors：American Society of Clinical Oncology Clinical Practice Guideline Update. J Clin Oncol. 2015；33：3199-212.
6) Aapro MS, Bohlius J, Cameron DA, et al；European Organisation for Research and Treatment of Cancer. 2010 update of EORTC guidelines for the use of granulocyte-colony stimulating factor to reduce the incidence of chemotherapy-induced febrile neutropenia in adult patients with lymphoproliferative disorders and solid tumours. Eur J Cancer. 2011；47：8-32.
7) NCCN Clinical Practice Guidelines in Oncology. Hematopoietic Growth Factors Version 1. 2022.
8) Crawford J, Caserta C, Roila F, ESMO Guidelines Working Group. Hematopoietic growth factors：ESMO Clinical Practice Guidelines for the applications. Ann Oncol. 2010；21 Suppl 5：v248-51.
9) Klastersky J, de Naurois J, Rolston K, et al. Management of febrile neutropaenia：ESMO Clinical Practice Guidelines. Ann Oncol. 2016；27（suppl 5）：v111-8.

第 2 版 関係者名簿

1 ガイドライン作成団体

日本癌治療学会

2 ガイドライン作成組織

G-CSF 適正使用ガイドライン改訂ワーキンググループ

委員長	高野　利実	がん研究会有明病院乳腺内科
乳腺	尾崎由記範*	がん研究会有明病院乳腺内科
	吉波　哲大	大阪大学大学院医学系研究科乳腺・内分泌外科学
婦人科	西尾　浩*	慶應義塾大学医学部産婦人科学教室
	進　伸幸	国際医療福祉大学医学部産婦人科
	武隈　宗孝	静岡県立静岡がんセンター婦人科
	本橋　卓	東京女子医科大学病院産婦人科
消化器・頭頸部	土橋　賢司*	九州大学病院血液・腫瘍・心血管内科
	伊東　守	九州大学病院血液・腫瘍・心血管内科
	馬場　英司†	九州大学大学院医学研究院社会環境医学講座連携社会医学分野
呼吸器	市原　英基*,†	岡山大学病院呼吸器・アレルギー内科
	越智　宣昭	川崎医科大学総合内科学 4
	久保　寿夫	岡山大学病院呼吸器・アレルギー内科
泌尿器	三浦　裕司*	国家公務員共済組合連合会虎の門病院臨床腫瘍科
	内野　慶太	NTT 東日本関東病院腫瘍内科
	木村　高弘	東京慈恵会医科大学泌尿器科
肉腫	遠藤　誠*	九州大学病院整形外科
白血病	矢野　真吾*	東京慈恵会医科大学内科学講座腫瘍・血液内科
	神山祐太郎	東京慈恵会医科大学内科学講座腫瘍・血液内科
	中尾　眞二‡	石川県赤十字血液センター
リンパ腫	丸山　大*,‡	がん研究会有明病院血液腫瘍科
	田村　志宣	和歌山県立医科大学血液内科
看護	西本　仁美	岡山大学病院看護部
薬学	加藤　裕久	湘南医療大学薬学部医薬品情報解析学
作成手法	佐藤　温	弘前大学大学院医学研究科腫瘍内科学講座

*チームリーダー　†日本臨床腫瘍学会推薦委員　‡日本血液学会推薦委員

G-CSF 適正使用ガイドライン改訂ワーキンググループシステマティックレビューチーム

	能澤　一樹	愛知県がんセンターゲノム医療センター
乳腺	横江　隆道	Saint John's Cancer Institute Translational Molecular Medicine/慶應義塾大学医学部一般・消化器外科

婦人科	池田　悠至	日本大学医学部産婦人科学教室
	久慈　志保	聖マリアンナ医科大学産婦人科学
	西尾　　浩*	慶應義塾大学医学部産婦人科学教室
消化器・頭頸部	奥村　祐太	国立病院機構九州がんセンター消化管・腫瘍内科
	二尾　健太	国家公務員共済組合連合会浜の町病院腫瘍内科
呼吸器	工藤健一郎	国立病院機構岡山医療センター呼吸器内科
	原田大二郎	国立病院機構四国がんセンター呼吸器内科
	槇本　　剛	岡山大学病院呼吸器・アレルギー内科
泌尿器	木村　章嗣	東京慈恵会医科大学附属柏病院泌尿器科
	茂田　啓介	慶應義塾大学医学部泌尿器科学教室
	田村　真吾	国立病院機構九州医療センター腫瘍内科
肉腫	伊東　　守*	九州大学病院血液・腫瘍・心血管内科
	土橋　賢司*	九州大学病院血液・腫瘍・心血管内科
	廣瀬　　毅	九州大学大学院医学研究院臨床医学部門外科学講座整形外科学分野
白血病	名島　悠峰	がん・感染症センター都立駒込病院血液内科
	前田　智也	埼玉医科大学国際医療センター造血器腫瘍科
リンパ腫	中村　信彦	岐阜大学医学部附属病院血液・感染症内科
	蒸野　寿紀	和歌山県立医科大学血液内科

*ワーキンググループ委員兼任

ガイドライン作成事務局

福田奈津喜	日本癌治療学会事務局

3　ガイドライン責任組織

がん診療ガイドライン作成・改訂委員会

小寺　泰弘*	名古屋大学大学院医学系研究科消化器外科学
長谷川　潔**	東京大学大学院医学系研究科肝胆膵外科
明石　定子	東京女子医科大学乳腺外科
安藤　雄一	名古屋大学医学部附属病院化学療法部
川井　章	国立がん研究センター中央病院骨軟部腫瘍・リハビリテーション科
隈部　俊宏	北里大学医学部脳神経外科
柴田　浩行	秋田大学臨床腫瘍学講座
島田　英昭	東邦大学大学院消化器外科学講座・臨床腫瘍学講座
長島　文夫	杏林大学医学部腫瘍内科
西山　博之	筑波大学医学医療系腎泌尿器外科学
馬場　英司	九州大学大学院医学研究院社会環境医学講座連携社会医学分野
本間　明宏	北海道大学大学院医学研究院耳鼻咽喉科・頭頸部外科学教室
三上　幹男	東海大学医学部産婦人科
室　　圭	愛知県がんセンター薬物療法部
吉田　雅博	国際医療福祉大学消化器外科学教室

*委員長　**副委員長

4　外部評価組織

がん診療ガイドライン評価委員会

松井　邦彦*	熊本大学病院総合診療科
秋元　哲夫	国立がん研究センター東病院放射線治療科
岡本　好司	北九州市立八幡病院消化器・肝臓病センター外科
佐藤　　温**	弘前大学大学院医学研究科腫瘍内科学講座
柴田　浩行	秋田大学臨床腫瘍学講座
下妻晃二郎	立命館大学生命科学部/立命館大学総合科学技術研究機構医療経済評価・意思決定支援ユニット（CHEERS）
高橋　　理	聖路加国際病院一般内科
真弓　俊彦	地域医療機能推進機構中京病院
光冨　徹哉	Kindai Hospital Global Research Alliance Center/近畿大学病院呼吸器外科

*委員長　**佐藤委員は改訂ワーキンググループ委員に就任しているため，本ガイドラインの外部評価には関与しなかった。

5　ガイドライン作成方法論アドバイザー

吉田　雅博	日本医療機能評価機構 EBM 医療情報部客員研究主幹/国際医療福祉大学消化器外科学教室

6　文献検索支援（G-CSF 適正使用ガイドライン検索チーム）

山口直比古*	聖隷佐倉市民病院図書室
加藤　惠子	国立がん研究センター図書館
成田ナツキ	埼玉石心会病院図書室
満岡　侑子	国家公務員共済組合連合会中央図書室

*文献検索リーダー

7　協力学会

日本臨床腫瘍学会
日本血液学会

Question・推奨一覧

Question No.（分類）	Questions	推奨（CQ）／ステートメント（BQ・FQ）	推奨の強さ※	エビデンスの強さ※
Q1（CQ）	乳がんのがん薬物療法において，G-CSF の一次予防投与は有用か？	乳がんのがん薬物療法において，G-CSF の一次予防投与を行うことを強く推奨する	1	A
Q2（CQ）	進行非小細胞肺がんのがん薬物療法において，G-CSF の一次予防投与は有用か？	進行非小細胞肺がんのがん薬物療法*において，G-CSF の一次予防投与を行うことを弱く推奨する *該当するレジメンは，ドセタキセル＋ラムシルマブ療法	2	D
Q3（CQ）	進展型小細胞肺がんのがん薬物療法において，G-CSF の一次予防投与は有用か？	進展型小細胞肺がんのがん薬物療法において，G-CSF の一次予防投与を行わないことを弱く推奨する	2	D
Q4（FQ）	食道がんのがん薬物療法において，G-CSF の一次予防投与は有用か？	食道がんにおいて，G-CSF 一次予防投与の有用性は明らかではない	—	—
Q5（FQ）	胃がんのがん薬物療法において，G-CSF の一次予防投与は有用か？	胃がんにおいて，G-CSF 一次予防投与の有用性は明らかではない	—	—
Q6（FQ）	膵がんのがん薬物療法において，G-CSF の一次予防投与は有用か？	膵がんにおいて，G-CSF 一次予防投与の有用性は明らかではない	—	—
Q7（FQ）	胆道がんのがん薬物療法において，G-CSF の一次予防投与は有用か？	胆道がんにおいて，G-CSF 一次予防投与の有用性は明らかではない	—	—
Q8（CQ）	大腸がんのがん薬物療法において，G-CSF の一次予防投与は有用か？	大腸がんのがん薬物療法において，G-CSF の一次予防投与を行わないことを弱く推奨する	2	B
Q9（FQ）	消化器神経内分泌がんのがん薬物療法において，G-CSF の一次予防投与は有用か？	消化器神経内分泌がんにおいて，G-CSF 一次予防投与の有用性は明らかではない	—	—
Q10（CQ）	頭頸部がんのがん薬物療法において，G-CSF の一次予防投与は有用か？	頭頸部がんのがん薬物療法において，G-CSF の一次予防投与を行わないことを弱く推奨する	2	D
Q11（CQ）	卵巣がんのがん薬物療法において，G-CSF の一次予防投与は有用か？	卵巣がんのがん薬物療法において，G-CSF の一次予防投与を行わないことを弱く推奨する	2	D
Q12（FQ）	子宮頸がんのがん薬物療法において，G-CSF の一次予防投与は有用か？	子宮頸がんにおいて，G-CSF 一次予防投与の有用性は明らかではない	—	—
Q13（FQ）	子宮体がんのがん薬物療法において，G-CSF の一次予防投与は有用か？	子宮体がんにおいて，G-CSF 一次予防投与の有用性は明らかではない	—	—
Q14（CQ）	前立腺がんのがん薬物療法において，G-CSF の一次予防投与は有用か？	前立腺がんのがん薬物療法*において，G-CSF の一次予防投与を行うことを弱く推奨する *該当するレジメンは，カバジタキセル	2	C

Question No.（分類）	Questions	推奨（CQ）／ステートメント（BQ・FQ）	推奨の強さ※	エビデンスの強さ※
Q15（FQ）	非円形細胞軟部肉腫のがん薬物療法において，G-CSF の一次予防投与は有用か？	非円形細胞軟部肉腫において，G-CSF 一次予防投与の有用性は明らかではない	―	―
Q16（FQ）	骨肉腫のがん薬物療法において，G-CSF の一次予防投与は有用か？	小児を除く骨肉腫において，G-CSF 一次予防投与の有用性は明らかではない	―	―
Q17（FQ）	横紋筋肉腫のがん薬物療法において，G-CSF の一次予防投与は有用か？	小児を除く横紋筋肉腫において，G-CSF 一次予防投与の有用性は明らかではない	―	―
Q18（FQ）	Ewing 肉腫のがん薬物療法において，G-CSF の一次予防投与は有用か？	小児を除く Ewing 肉腫において，G-CSF 一次予防投与の有用性は明らかではないが，根治目的の治療時は行われることが多い	―	―
Q19（CQ）	古典的ホジキンリンパ腫のがん薬物療法において，G-CSF の一次予防投与は有用か？	古典的ホジキンリンパ腫のがん薬物療法*において，G-CSF の一次予防投与を行うことを弱く推奨する *該当するレジメンは，BV-AVD 療法	2	D
Q20（CQ）	B 細胞リンパ腫のがん薬物療法において，G-CSF の一次予防投与は有用か？	B 細胞リンパ腫のがん薬物療法において，G-CSF の一次予防投与を行うことを弱く推奨する	2	D
Q21（CQ）	T/NK 細胞リンパ腫および再発・難治リンパ腫のがん薬物療法において，G-CSF の一次予防投与は有用か？	T/NK 細胞リンパ腫および再発・難治リンパ腫のがん薬物療法において，G-CSF の一次予防投与を行うことを弱く推奨する	2	D
Q22（CQ）	成人急性骨髄性白血病（急性前骨髄球性白血病を除く）の寛解導入療法において，G-CSF の一次予防投与は有用か？	成人急性骨髄性白血病（急性前骨髄球性白血病を除く）の寛解導入療法において，G-CSF の一次予防投与を行わないことを弱く推奨する	2	B
Q23（CQ）	成人急性リンパ性白血病の治療において，G-CSF の一次予防投与は有用か？	成人急性リンパ性白血病の治療において，G-CSF の一次予防投与を行うことを弱く推奨する	2	B
Q24（CQ）	好中球減少症が持続する骨髄異形成症候群において，G-CSF の一次予防投与は有用か？	好中球減少症が持続する骨髄異形成症候群において，G-CSF の一次予防投与を行うことを弱く推奨する	2	C
Q25（CQ）	乳がんにおいて，G-CSF 一次予防投与を前提に増強したがん薬物療法を行うことは有用か？	乳がんにおいて，G-CSF 一次予防投与を前提に治療強度を増強したがん薬物療法を行うことを弱く推奨する	2	A
Q26（FQ）	食道がんにおいて，G-CSF 一次予防投与を前提に増強したがん薬物療法を行うことは有用か？	食道がんにおいて，G-CSF 一次予防投与を前提に増強したがん薬物療法の有用性は明らかではない	―	―
Q27（FQ）	膵がんにおいて，G-CSF 一次予防投与を前提に増強したがん薬物療法を行うことは有用か？	膵がんにおいて，G-CSF 一次予防投与を前提に増強したがん薬物療法の有用性は明らかではない	―	―
Q28（FQ）	大腸がんにおいて，G-CSF 一次予防投与を前提に増強したがん薬物療法を行うことは有用か？	大腸がんにおいて，G-CSF 一次予防投与を前提に増強したがん薬物療法の有用性は明らかではない	―	―
Q29（FQ）	頭頸部がんにおいて，G-CSF 一次予防投与を前提に増強したがん薬物療法を行うことは有用か？	頭頸部がんにおいて，G-CSF 一次予防投与を前提に増強したがん薬物療法の有用性は明らかではない	―	―

Question No. (分類)	Questions	推奨（CQ）／ステートメント（BQ・FQ）	推奨の強さ※	エビデンスの強さ※
Q30（CQ）	卵巣がんにおいて，G-CSF 一次予防投与を前提に増強したがん薬物療法を行うことは有用か？	卵巣がんの薬物療法において，G-CSF 一次予防投与を前提に増強したがん薬物療法を行わないことを弱く推奨する	2	D
Q31（CQ）	尿路上皮がんにおいて，G-CSF 一次予防投与を前提に増強したがん薬物療法を行うことは有用か？	尿路上皮がんにおいて，G-CSF 一次予防投与を前提に治療強度を増強したがん薬物療法*を行うことを弱く推奨する *該当するレジメンは，dose-dense MVAC 療法	2	B
Q32（FQ）	非円形細胞軟部肉腫において，G-CSF 一次予防投与を前提に増強したがん薬物療法を行うことは有用か？	非円形細胞軟部肉腫において，G-CSF 一次予防投与を前提に増強したがん薬物療法の有用性は明らかではない	—	—
Q33（FQ）	横紋筋肉腫において，G-CSF 一次予防投与を前提に増強したがん薬物療法を行うことは有用か？	小児を除く横紋筋肉腫において，G-CSF 一次予防投与を前提に増強したがん薬物療法の有用性は明らかではない	—	—
Q34（CQ）	Ewing 肉腫において，G-CSF 投与を前提に増強したがん薬物療法を行うことは有用か？	Ewing 肉腫において，G-CSF 一次予防投与を前提に増強したがん薬物療法を行うことを弱く推奨する	2	C
Q35（CQ）	バーキットリンパ腫・マントル細胞リンパ腫において，G-CSF 一次予防投与を前提に増強したがん薬物療法を行うことは有用か？	バーキットリンパ腫・マントル細胞リンパ腫において，G-CSF 一次予防投与を前提に増強したがん薬物療法を行うことを弱く推奨する	2	D
Q36（BQ）	悪性リンパ腫・多発性骨髄腫の自家末梢血幹細胞採取において，G-CSF の投与は有用か？	悪性リンパ腫・多発性骨髄腫の自家末梢血幹細胞採取において，G-CSF の投与が一般的に行われている	—	—
Q37（CQ）	前コースで発熱性好中球減少症を認めた悪性リンパ腫に対してがん薬物療法を継続して行う場合，G-CSF の二次予防投与は有用か？	前コースで発熱性好中球減少症を認めた悪性リンパ腫に対してがん薬物療法を継続して行う場合，G-CSF の二次予防投与を行うことを弱く推奨する	2	D
Q38（CQ）	成人急性骨髄性白血病（急性前骨髄球性白血病を除く）の治療において，G-CSF とがん薬物療法の併用投与は有用か？	成人急性骨髄性白血病（急性前骨髄球性白血病を除く）の治療において，G-CSF とがん薬物療法の併用投与を行わないことを弱く推奨する	2	C
Q39（BQ）	発熱性好中球減少症の発症リスクと相関する患者背景因子は何か？	発熱性好中球減少症の発症の背景因子として，高齢，がん薬物療法や放射線療法の既往，performance status 不良や発熱性好中球減少症の既往などが挙げられる	—	—
Q40（CQ）	がん薬物療法を受けて発熱性好中球減少症を発症した固形がん患者において，G-CSF の二次予防投与は有用か？	がん薬物療法を受けて発熱性好中球減少症を発症した固形がん患者*において，G-CSF の二次予防投与を行うことを弱く推奨する *特に治癒を含む十分な効果を期待でき，治療強度を下げない方がよいと考えられる疾患	2	B
Q41（CQ）	がん薬物療法中の発熱性好中球減少症患者に，G-CSF の治療投与は有用か？	がん薬物療法中の発熱性好中球減少症患者に，G-CSF の治療投与を行わないことを弱く推奨する	2	C

Question No. (分類)	Questions	推奨（CQ）／ステートメント（BQ・FQ）	推奨の強さ※	エビデンスの強さ※
Q42（CQ）	がん薬物療法中の無熱性好中球減少症患者に，G-CSF の治療投与は有用か？	がん薬物療法中の無熱性好中球減少症患者に，G-CSF の治療投与を行わないことを弱く推奨する	2	B
Q43（CQ）	フィルグラスチムを予防投与で用いるとき，バイオシミラーと先行バイオ医薬品のいずれが推奨されるか？	フィルグラスチムを予防投与で用いるとき，バイオシミラーと先行バイオ医薬品のいずれも弱く推奨する	2	D
Q44（CQ）	がん薬物療法において，ペグ化 G-CSF 単回投与は非ペグ化 G-CSF 連日投与より推奨されるか？	がん薬物療法において，ペグ化 G-CSF 単回投与を行うことを強く推奨する	1	A
Q45（CQ）	がん薬物療法でペグ化 G-CSF を投与するとき，Day 2 と Day 3〜Day 5 のいずれが推奨されるか？	がん薬物療法でペグ化 G-CSF を投与するとき，Day 2 と Day 3〜Day 5 のいずれも弱く推奨する	2	C
Q46（CQ）	がん薬物療法と同時に放射線療法を行う場合に，G-CSF の予防投与や治療投与は有用か？	がん薬物療法と同時に放射線療法を行う場合に，G-CSF の予防投与や治療投与を行わないことを弱く推奨する	2	D

※推奨の強さ・エビデンスの強さは，7 ページ表 3 を参照。特定の診療行為の推奨を意味しない場合は，「—」としている。

略語	正式表記	日本語説明
AGREE II	Appraisal of Guidelines for Research & Evaluation II	AGREE Next Steps Consortium によるガイドライン評価ツール
ASCO	American Society of Clinical Oncology	米国臨床腫瘍学会
BQ	background question	背景疑問，バックグラウンドクエスチョン
CI	confidence interval	信頼区間
CQ	clinical question	臨床的疑問，クリニカルクエスチョン
CTCAE	Common Terminology Criteria for Adverse Events	有害事象共通用語規準
EFS	event-free survival	無イベント生存期間
EMA	European Medicines Agency	欧州医薬品庁
EORTC	European Organisation for Research and Treatment of Cancer	欧州がん研究治療機構
ESMO	European Society of Medical Oncology	欧州臨床腫瘍学会
FDA	Food and Drug Administration	米国食品医薬品局
FN	febrile neutropenia	発熱性好中球減少症
FQ	future research question	フューチャーリサーチクエスチョン
G-CSF	granulocyte-colony stimulating factor	顆粒球コロニー刺激因子
HR	hazard ratio	ハザード比
IDSA	Infectious Diseases Society of America	米国感染症学会
JCOG	Japan Clinical Oncology Group	日本臨床腫瘍研究グループ
JSMO	Japanese Society of Medical Oncology	日本臨床腫瘍学会
NCCN	National Comprehensive Cancer Network	
OR	odds ratio	オッズ比
OS	overall survival	全生存期間
PFS	progression-free survival	無増悪生存期間
PS	performance status	パフォーマンスステータス
QALY	quality adjusted life years	質調整生存年
QOL	quality of life	生活の質
RCT	randomized controlled trial	ランダム化比較試験
RD	rate difference, risk difference	率差（リスク差）
RFS	relapse-free survival	無再発生存期間
RR	risk ratio, relative risk	リスク比（相対危険度）
SEER	Surveillance, Epidemiology, and End Results	

レジメン一覧

レジメン名	薬剤名	該当 Question
ABVD	ドキソルビシン＋ブレオマイシン＋ビンブラスチン＋ダカルバジン	Q19
AI	ドキソルビシン＋イホスファミド	Q15，Q32
AP	ドキソルビシン＋シスプラチン	Q13，Q16
BR	ベンダムスチン＋リツキシマブ	Q20，Q35
BV-AVD	ブレンツキシマブ・ベドチン＋ドキソルビシン＋ビンブラスチン＋ ダカルバジン	Q19
BV-CHP	ブレンツキシマブ・ベドチン＋シクロホスファミド＋ドキソルビシン＋プレドニゾロン	Q21
CAP	シクロホスファミド＋ドキソルビシン＋シスプラチン	Q13
CF	シスプラチン＋5-FU	Q4，Q26
CHASE	シクロホスファミド＋シタラビン＋デキサメタゾン＋エトポシド	Q21
CHOP	シクロホスファミド＋ドキソルビシン＋ビンクリスチン＋プレドニゾロン	Q20，Q21，Q35，Q37
CODOX-M/IVAC	シクロホスファミド＋ビンクリスチン＋ドキソルビシン＋メトトレキサート/イホスファミド＋エトポシド＋シタラビン	Q35
DCF	ドセタキセル＋シスプラチン＋5-FU	Q4，Q26
DC	ドセタキセル＋カルボプラチン	Q13
DeVIC	デキサメタゾン＋エトポシド＋イホスファミド＋カルボプラチン	Q21
DHAP	デキサメタゾン＋シタラビン＋シスプラチン	Q21
DP	ドセタキセル＋シスプラチン	Q13
EP	エトポシド＋シスプラチン	Q9
EPOCH	エトポシド＋プレドニゾロン＋ビンクリスチン＋シクロホスファミド＋ドキソルビシン	Q35
ESHAP	エトポシド＋メチルプレドニゾロン＋シタラビン＋シスプラチン	Q21
FEC	5-FU＋エピルビシン＋シクロホスファミド	Q1
FLAG	フルダラビン＋シタラビン＋G-CSF	Q38
FOIL	5-FU＋オキサリプラチン＋イリノテカン＋レボホリナート	Q8
FOLFIRI＋BV	5-FU＋レボホリナート＋イリノテカン＋ベバシズマブ	Q8
FOLFIRINOX	5-FU＋レボホリナート＋イリノテカン＋オキサリプラチン	Q6，Q27
FOLFOX	5-FU＋レボホリナート＋オキサリプラチン	Q8
FOLFOX＋BV	5-FU＋レボホリナート＋オキサリプラチン＋ベバシズマブ	Q8
FOLFOXIRI＋BV	5-FU＋レボホリナート＋オキサリプラチン＋イリノテカン＋ベバシズマブ	Q8，Q28
GC	ゲムシタビン＋シスプラチン	Q7，Q31
GCarbo	ゲムシタビン＋カルボプラチン	Q31
GCS	ゲムシタビン＋シスプラチン＋S-1	Q7
GDP	ゲムシタビン＋デキサメタゾン＋シスプラチン	Q21
GS	ゲムシタビン＋S-1	Q7

レジメン名	薬剤名	該当 Question
HyperCVAD/MA	シクロホスファミド＋ビンクリスチン＋ドキソルビシン＋デキサメタゾン/メトトレキサート＋シタラビン	Q35
ICE	イホスファミド＋カルボプラチン＋エトポシド	Q21
IP	イリノテカン＋シスプラチン	Q9
MAID	ドキソルビシン＋イホスファミド＋ダカルバジン	Q15
MVAC	メトトレキサート＋ビンブラスチン＋ドキソルビシン＋シスプラチン	Q31
R-CHOP	リツキシマブ＋シクロホスファミド＋ドキソルビシン＋ビンクリスチン＋プレドニゾロン	Q20, Q35, Q37
R-CVP	リツキシマブ＋シクロホスファミド＋ビンクリスチン＋プレドニゾロン	Q20
SMILE	デキサメタゾン＋メトトレキサート＋イホスファミド＋L-アスパラキナーゼ＋エトポシド	Q21
TAC	ドセタキセル＋ドキソルビシン＋シクロホスファミド	Q1
TC（乳がん）	ドセタキセル＋シクロホスファミド	Q1
TC（婦人科がん）	パクリタキセル＋カルボプラチン	Q12, Q13, Q30
TPF	ドセタキセル＋シスプラチン＋5-FU	Q10, Q29
TP	パクリタキセル＋シスプラチン	Q12
VAC	ビンクリスチン＋アクチノマイシン D＋シクロホスファミド	Q17
VDC/IE	ビンクリスチン＋ドキソルビシン＋シクロホスファミド/イホスファミド＋エトポシド	Q18, Q34
VIDE	ビンクリスチン＋イホスファミド＋ドキソルビシン＋エトポシド	Q18
VR-CAP	ボルテゾミブ＋リツキシマブ＋シクロホスファミド＋ドキソルビシン＋プレドニゾロン	Q20, Q35

I

本ガイドラインの概要

Ⅱ. 総論

がん薬物療法，特に殺細胞性抗がん薬を用いる際には，好中球減少症や，それに伴う FN，感染症が高頻度で生じ，抗菌薬等による治療や入院が必要になることも多く，致命的な経過をたどることもある。患者の QOL を低下させるほか，予定していたがん薬物療法の休薬や減量が必要となり，治療効果が減弱する可能性もある。好中球減少症に伴う合併症のリスクは，好中球減少の程度が強く，期間が長いほど高くなることが知られている[1]。また，米国で FN によって入院した 4 万人以上のがん患者のうち 9.5% が入院中に亡くなったこと，合併症を有する患者で死亡率が高くなることが報告されている[2]。

2 G-CSF の益と害

G-CSF は，骨髄中で好中球の増殖・分化を誘導するほか，血管内への放出を促進し，好中球の機能も亢進する。その結果，好中球減少が抑えられ，好中球減少期間も短くなり，FN の予防につながる。FN の発症を予防することで，FN の治療コスト削減や患者の QOL 向上がもたらされるほか，がん薬物療法の休薬や減量を避け，治療強度を維持することが期待できる。状況によっては，がん薬物療法の強度を高めることで，OS の延長につながる可能性もある。これらの「益」が期待される一方で，G-CSF 投与による有害事象やコスト等の「害」もあるため，益と害のバランスを慎重に検討して適応を判断する必要がある。

3 G-CSF の使い方

G-CSF の使用法としては，がん薬物療法開始後，好中球数によらず，FN 発症を防ぐ目的で投与を開始する「一次予防投与」，がん薬物療法の前コース投与により FN または高度な好中球減少をきたした場合に，次コース投与後に FN 発症を防ぐ目的で投与を開始する「二次予防投与」，FN または高度な好中球減少が確認された際の治療として投与する「治療投与」がある。がん薬物療法時の G-CSF の有効性を示した RCT の多くは，一次予防投与を評価したものであり，G-CSF の使用法として確立しているのは，一次予防投与である。本ガイドライン 2013 年版でも，治療投与ではなく，予防投与を推奨していた[3]。

しかし，日本で承認されている多くの G-CSF では，一部のがん種を除き，好中球数 $1,000/\mu$L 未満で発熱あるいは好中球数 $500/\mu$L 未満が観察された時点から投与することが，用法・用量で明記されており，実際の医療現場でもこの基準で「治療投与」が行われていることが多い。G-CSF は，好中球数を減らさないように，あるいは，FN の発症を予防するために使用するものであって，好中球数が減ってから，あるいは，FN が発症してから使うというのは，本来の目的にかなった使用法ではなく，G-CSF 適正使用のためには，添付文書の改訂が強く求められる。

なお，2014 年に承認されたペグフィルグラスチムは，効能・効果が「がん化学療法による発熱性好中球減少症の発症抑制」となっており，がん種によらず予防投与が認められた最初の G-CSF となった。

表 1　主なガイドラインにおける発熱性好中球減少症の定義

	ESMO[4]	IDSA[5]	NCCN[6]	CTCAE v5.0[7]	JSMO[8]
発熱の程度	口腔内温＞38.3℃ or＞38℃が 2 時間の間に 2 回	口腔内温≧38.3℃ or≧38.0℃が 1 時間以上持続	口腔内温≧38.3℃ or≧38.0℃が 1 時間以上持続	体温＞38.3℃ or ≧38.0℃が 1 時間以上持続	腋窩温≧37.5℃ or 口腔内温≧38℃
好中球数の程度	ANC＜500/μL or ＜500/μL が予測される	ANC＜500/μL or 48 時間以内に ≦500/μL を予測できる	ANC＜500/μL or ANC＜1,000/μL で 48 時間以内に ≦500/μL が予測される	ANC＜1,000/μL	ANC＜500/μL or ANC＜1,000/μL で 48 時間以内に ＜500/μL が予測される

4　発熱性好中球減少症（FN）の定義

　FN は，好中球減少と同時に発熱がみられる状態を指し，その多くは感染症による発熱と考えられている。FN は，発熱の程度と末梢血液中の好中球絶対数（absolute neutrophil count；ANC）の程度で定義される。表 1 に示す通り，ガイドラインにより定義は異なっており[4-8]，研究によっても定義は異なる。本ガイドラインでは，原則として，日本臨床腫瘍学会「発熱性好中球減少症（FN）診療ガイドライン」[8]の定義にあわせ，「好中球数が 500/μL 未満，あるいは 1,000/μL 未満で 48 時間以内に 500/μL 未満に減少すると予測される状態で，腋窩温 37.5℃以上（または口腔内温 38℃以上）の発熱を生じた場合」とする。

5　アウトカムとしての発熱性好中球減少症発症率（FN 発症率）

　G-CSF の有効性を評価する際のアウトカムとして，FN 発症率が用いられており，ASCO ガイドラインでは，「FN 発症率の減少自体が重要なアウトカムである」としている[9]。FN 予防により，患者の負担が減り，QOL が向上することが期待されるが，FN の評価法や定義も定まっていない中で，これを真のエンドポイントとすることの妥当性については意見が分かれている。FN 発症率を重要なアウトカムと位置付けつつ，QOL や OS などのアウトカムもあわせて評価することが重要と考えられる。一口に FN といっても，致命的な FN から，あまり不利益をもたらさない FN まで幅があり，それを考慮した評価も必要と思われる。

6　発熱性好中球減少症発症率（FN 発症率）のカットオフ

　G-CSF の適正使用に関して，ASCO から最初のガイドラインが出されたのは 1994 年であった[10]。ASCO ガイドライン 1994 年版では，FN 発症率が 40%以上と予測されるようながん薬物療法を行う際に限って G-CSF の一次予防投与が推奨されていた。日本においては，2001 年に，日本癌治療学会から，本ガイドラインの前身が公表されたが，当時の ASCO ガイドラインに基づく記載が中心となっており，無熱で好中球減少をきたしている場合の G-CSF 投与は勧められないこと，高率に FN をきたすことが予測されるがん薬物療法に限って G-CSF 一次予防投与が推奨されることが記されていた[11]。当時，一部のがん種（悪性リンパ腫，小細胞肺がん，胚細胞腫瘍等）を除いて，G-CSF の予防投与は保険適用とはなっていなかったため，医療現場では，好中球数減少がみられた際に好中球数を上げるた

めに投与する，あるいは，FN をきたした際に治療投与する，という使用法が一般的であった。そのような中で，G-CSF の予防投与を中心とするガイドラインが作成されたのは先駆的であったが，このガイドラインが実地診療に与えた影響はあまり大きくはなかった。

　その後，ASCO ガイドラインは，1996 年，1997 年，2000 年に改訂が行われたのち，2006 年の改訂で，FN 発症率の減少自体が重要なアウトカムと位置付けられると記載されるとともに，がん薬物療法において，患者，疾患，治療に関する因子に基づき FN 発症率が 20%以上と推測される際に G-CSF の一次予防投与が推奨されることが明記され[9]，2015 年版でも踏襲されている[12]。2006 年に出され，2010 年に改訂された EORTC のガイドラインでも，G-CSF の一次予防投与を推奨する基準として「FN 発症率 20%」が採用されている[13,14]。また，NCCN のガイドラインでも，同様に，「FN 発症率 20%」がカットオフとして採用され，2022 年版まで引き継がれている[6]。EORTC と NCCN のガイドラインでは，FN 発症率が 10〜20%の場合には，患者ごとのリスク因子も考慮した上で G-CSF の一次予防投与を検討するとしている。

　このような世界の流れを受け，2011 年，日本癌治療学会 G-CSF 適正使用ガイドライン改訂ワーキンググループが設置され，本ガイドライン 2001 年版を全面改訂する形で，本ガイドライン 2013 年版が作成された[3]。本ガイドライン 2013 年版では，ASCO ガイドライン 2006 年版，EORTC ガイドライン 2010 年版，および，NCCN ガイドラインと足並みを揃えることに主眼が置かれ，「FN 発症率が 20%以上のレジメンを使用するとき，FN を予防するために，G-CSF の一次予防的投与が推奨される」「FN 発症率が 10〜20%のレジメンを使用するとき，FN 発症または重症化のリスクが高いと考えられる因子を持つ患者では G-CSF の一次予防的投与が考慮されるが，それ以外の患者では G-CSF の一次予防的投与は推奨されない」と記載された（2013 年版では，「予防投与」を「予防的投与」と記載していた）。医療現場で広く用いられてきた「治療投与」ではなく，G-CSF の本来の使い方は予防投与であることを示す内容であった。

　本ガイドライン 2013 年版は，2015 年以降 2018 年まで，年 1 回の部分改訂を重ね，2018 年には本ガイドライン 2013 年版 Ver.5 が公開された。もともと，5 年ごとに全面改訂が行われる予定となっていたこともあり，2018 年 10 月に新しい「G-CSF 適正使用ガイドライン改訂ワーキンググループ」が組織され，全面改訂の作業が始まった。新たなガイドラインは，「Minds 診療ガイドライン作成の手引き 2014」「Minds 診療ガイドライン作成マニュアル 2017」に準拠し，システマティックレビューに基づいて作成する方針となったが，最初に議論されたのは，FN 発症率に基づく推奨の是非であった。FN 発症率のカットオフを設定し，それ以上のリスクのあるがん薬物療法を行うときに G-CSF 一次予防投与を推奨することができれば，その推奨は，わかりやすく，汎用性も高く，ガイドライン作成作業も容易となる。それが，この推奨が世界中の多くのガイドラインで受け入れられている理由なのだろうが，実のところ，FN 発症率のカットオフ 20%というのは，明確な根拠に基づくものではなく，ガイドライン作成者のコンセンサスによって決められている数字にすぎない。同じ疾患の同じレジメンであっても，臨床試験ごとに「FN 発症率」にはばらつきがあり，明確に評価するのは困難だという問題点も指摘されている。たとえば，本ガイドライン 2013 年版 ver.5 では，乳がんに対する TC 療法（ドセタキセル＋シクロホスファミド）の FN 発症率として，68.8%と 5%という全く異なる 2 つの数値が併記されている。また，同じ FN であっても，致命的な FN から，あまり問題にならない FN まで幅があり，それを一律に扱うことにも疑問が呈された。議論の結果，新しいガイドラインでは，「FN 発症率 20%のカットオフ」を前提にしてガイドライン作成を行うのは適切ではないと判断され，G-CSF 一次予防投与の益と害を評価するために，がん種ごとにシステマティックレビューを行う方針となっ

た。これは，ASCO，EORTC，NCCN のガイドラインとは一線を画すものであり，世界的にも前例のないチャレンジングな取り組みであったが，エビデンスに基づくガイドラインであるためには，避けて通ることのできない道であると判断した。

参考文献

1) Lyman GH, Kuderer NM. Epidemiology of febrile neutropenia. Support Cancer Ther. 2003；1：23-35.

2) Kuderer NM, Dale DC, Crawford J, et al. Mortality, morbidity, and cost associated with febrile neutropenia in adult cancer patients. Cancer. 2006；106：2258-66

3) 日本癌治療学会編．G-CSF 適正使用ガイドライン 2013 年版．金原出版，2013.

4) Klastersky J, de Naurois J, Rolston K, et al. Management of febrile neutropaenia：ESMO Clinical Practice Guidelines. Ann Oncol. 2016；27（suppl 5）：v111-8.

5) Freifeld AG, Bow EJ, Sepkowitz KA, et al. Clinical practice guideline for the use of antimicrobial agents in neutropenic patients with cancer：2010 update by the Infectious Diseases Society of America. Clin Infect Dis. 2011；52：e56-93.

6) NCCN Clinical Practice Guidelines in Oncology. Hematopoietic Growth Factors Version 1. 2022.

7) Common Terminology Criteria for Adverse Events v5.0-JCOG［CTCAE v5.0/MedDRA v20.1（日本語表記：MedDRA/J v24.1）対応 2021 年 9 月 1 日］

8) 日本臨床腫瘍学会編．発熱性好中球減少症（FN）診療ガイドライン 改訂第 2 版．南江堂，2017.

9) Smith TJ, Khatcheressian J, Lyman GH, et al. 2006 update of recommendations for the use of white blood cell growth factors：an evidence-based clinical practice guideline. J Clin Oncol. 2006；24：3187-205.

10) American Society of Clinical Oncology. Recommendations for the use of hematopoietic colony-stimulating factors：evidence-based, clinical practice guidelines. J Clin Oncol. 1994；12：2471-508.

11) 曽根三郎，佐々木常雄，赤座英之，他．G-CSF 適正使用ガイドライン．Int J Clin Oncol. 2001；6 Suppl：1-24.

12) Smith TJ, Bohlke K, Lyman GH, et al, American Society of Clinical Oncology. Recommendations for the use of WBC growth factors：American Society of Clinical Oncology clinical practice guideline update. J Clin Oncol. 2015；33：3199-212.

13) Aapro MS, Cameron DA, Pettengell R, et al；European Organisation for Research and Treatment of Cancer（EORTC）Granulocyte Colony-Stimulating Factor（G-CSF）Guidelines Working Party. EORTC guidelines for the use of granulocyte-colony stimulating factor to reduce the incidence of chemotherapy-induced febrile neutropenia in adult patients with lymphomas and solid tumours. Eur J Cancer. 2006；42：2433-53.

14) Aapro MS, Bohlius J, Cameron DA, et al；European Organisation for Research and Treatment of Cancer. 2010 update of EORTC guidelines for the use of granulocyte-colony stimulating factor to reduce the incidence of chemotherapy-induced febrile neutropenia in adult patients with lymphoproliferative disorders and solid tumours. Eur J Cancer. 2011；47：8-32.

Ⅱ

総論

Ⅲ．一次予防投与

Q1 (CQ) 乳がんのがん薬物療法において，G-CSF の一次予防投与は有用か？

推 奨

乳がんのがん薬物療法において，G-CSF の一次予防投与を行うことを強く推奨する

推奨の強さ：1（強い）　エビデンスの強さ：A（強）

合意率：90.9%（20/22 名）

解 説

　乳がんに対し，再発リスク低下や OS の延長を目的としたがん薬物療法を行う際，G-CSF の一次予防投与は，FN 発症率を低下させることが示されており，強く推奨される。特に，TC 療法（ドセタキセル＋シクロホスファミド），FEC100 療法，DTX100 療法の際に一次予防投与が強く勧められる。しかし，G-CSF の一次予防投与による OS の改善は明らかではなく，また骨痛の発症率が高まる傾向がある点に留意すべきである。

1　本 CQ の背景

　乳がんに対しては，術後再発リスクの低下や OS の延長を目的として，アントラサイクリン系抗がん薬やタキサン系抗がん薬など様々なレジメンが用いられる。G-CSF の一次予防投与を行わなかったときに，FN が生じるリスクが比較的高いと考えられるレジメンとして，TC 療法，TAC 療法，FEC 療法などがあり，実地診療ではこれらのレジメンに対して G-CSF の一次予防投与が行われることが多いと考えられる。

2　アウトカムの設定

　本 CQ では，がん薬物療法を受ける乳がん患者を対象に，G-CSF を一次予防投与で用いる場合と用いない場合を比較して，「全生存期間（OS）」「発熱性好中球減少症発症率（FN 発症率）」「感染による死亡率」「生活の質（QOL）」「疼痛」の 5 項目について評価した。特に，アウトカムとして，「全生存期間（OS）」「発熱性好中球減少症発症率（FN 発症率）」「疼痛」を重要視した。

3　採択された論文

　本 CQ に対する文献検索の結果，PubMed 383 編，Cochrane 1 編，医中誌 60 編が抽出され，計 444編がスクリーニング対象となった。2 回のスクリーニングを経て抽出された 8 編を対象に定性的システマティックレビュー，うち 5 編についてメタアナリシスを実施した。8 編のうち 7 編は術前または術後

薬物療法に関するものであり，1編は転移再発乳がんを対象とした報告であった。

4　アウトカムごとのシステマティックレビュー結果

（1）全生存期間（OS）益

　評価対象となった文献は3編[1-3]で，浸潤性乳がん患者に対し一次予防投与としてG-CSFを用いた場合のOSを評価しているRCTは1編[3]のみであった。炎症性乳がんに対する術前FEC療法（フルオロウラシル750 mg/m² Day 1～4持続投与，エピルビシン35 mg/m² Day 2～4，シクロホスファミド400 mg/m² Day 2～4，3週毎投与で4サイクル）投与において，G-CSF併用群とG-CSF非併用群の3年生存率がそれぞれ62％，67％と報告されているが，副次評価項目であり検定は行われていない[3]。RCT 1編のみの記載であったため，メタアナリシスを実施していない。抽出された文献において，ランダム化は管理されており，重大なバイアスは認めなかった。

エビデンスの強さ　C（弱）

（2）発熱性好中球減少症発症率（FN発症率）益

　浸潤性乳がん患者で一次予防投与としてG-CSFを用いた場合のFN発症率を評価している文献はRCT 5編[1,4-7]とコホート研究1編[8]が抽出された。そのうちFN発症率の詳細が報告されていないRCT 1編[1]を除いた，RCT 4編[4-7]とコホート研究1編[8]でメタアナリシスが実施された。メタアナリシスの結果，RD 0.22（95％CI：0.01-0.43，$p=0.04$）と，有意に一次予防によるFN発症率の低下を認めた。ランダム化は管理されており，重大なバイアスは認めなかったが，1つのRCTでG-CSFを用いずシプロフロキサシンの内服を行っていた。また，出版バイアスは認められなかった。

エビデンスの強さ　A（強）

Study or Subgroup	Control Events	Total	G-CSF Events	Total	Weight	Risk Difference IV, Random, 95%CI
Brugger W, 2009	21	29	24	31	17.6%	−0.05[−0.27, 0.17]
Kosaka Y, 2015	119	173	2	173	21.2%	0.68[0.61, 0.75]
Papaldo P, 2005	17	243	3	254	21.6%	0.06[0.02, 0.09]
Romleu G, 2007	10	29	4	31	17.9%	0.22[0.01, 0.43]
Vogel CL, 2005	78	465	6	463	21.6%	0.15[0.12, 0.19]
Total（95% CI）		939		952	100.0%	0.22[0.01, 0.43]
Total events	245		39			

Heterogeneity: Tau²=0.05; Chi²=240.63, df=4($p<0.00001$); I²=98%
Test for overall effect: Z=2.02($p=0.04$)

Favours Control　Favours G-CSF

FN発症率のメタアナリシス結果

（3）感染による死亡率 益

　浸潤性乳がん患者で一次予防投与としてG-CSFを用いた場合の感染による死亡率は，RCT 2編[3,4]があり，いずれの試験でも死亡例が報告されていないため，評価不能であった。その他のRCTでは死亡に関する記述は認めなかった。1つのRCTでG-CSFを用いない群でシプロフロキサシンの内服が行われている以外は，異質性は認めなかった。ランダム化は管理されており，重大なバイアスは認めなかった。

エビデンスの強さ　D（非常に弱い）

（4）生活の質（QOL）　益

QOL を評価した研究は抽出されなかったため，評価不能とした。

（5）疼痛　害

　浸潤性乳がん患者で一次予防投与として G-CSF を用いた場合の疼痛について RCT は 4 編[3,4,6,7]あり，重大な非直接性やバイアスは認めなかった。いずれの試験でも疼痛の発症率について，検定は行われていないが，G-CSF 併用群で疼痛の頻度が高い傾向がみられた。術後 TC 療法に対する G-CSF の有効性を評価した第Ⅲ相 RCT では，骨痛の発症率は G-CSF 群と非 G-CSF 群でそれぞれ 6.4％と 2.3％と報告されている[4]。また，術前 FEC 療法を用いた試験においては，骨痛の発症率は G-CSF 群と非 G-CSF 群でそれぞれ 49％と 8％と報告されている[3]。これらの試験では重大な非直接性やバイアスは認められなかった。メタアナリシスは行われていない。

エビデンスの強さ　B（中）

5　システマティックレビューの考察・まとめ

（1）益

　本 CQ では，G-CSF の一次予防投与の有用性を評価するため，益のアウトカムとして「全生存期間（OS）」「発熱性好中球減少症発症率（FN 発症率）」を重要視した。OS を評価している RCT は 1 編のみであり，また検定が行われていないことから，OS の改善は明らかではない。一方，FN 発症率については，RCT 5 編のメタアナリシスを行い，RD 0.22（95％CI：0.01-0.43，$p＝0.04$）と，有意に一次予防投与による FN 発症率の低下が示された。これらの試験で重大なバイアスは認めていなかった。FN 発症率の低下自体が重要なアウトカムであると考えられるため，益を有すると判断した。よく管理された複数の RCT の結果に基づいていることから，エビデンスの強さは強いと判断した。レジメンに関しては，今回のシステマティックレビューでは TC 療法，アントラサイクリン系抗がん薬を含むレジメン，FEC100 療法，DTX100 療法，EC（120/600）療法を用いた RCT が採用されていた。システマティックレビュー全体の結果と各 RCT の結果から，TC 療法，FEC100 療法，DTX100 療法の際に一次予防投与の益があると考えられた。

（2）害

　浸潤性乳がん患者で一次予防投与として G-CSF を用いた場合の疼痛について評価している 4 編の RCT では，G-CSF 併用群で疼痛の頻度が高い傾向がみられたものの，検定は行われておらず，エビデンスの強さは限定的である。

（3）患者の価値観・好み

　患者の価値観・好みについて，エビデンスに基づく評価はできていないが，FN 発症率を低減させるなどの望ましい効果や，疼痛などの望ましくない効果の受け止め方にはばらつきがあり得ることを考慮した。

（4）コスト・資源

　コスト・資源について，エビデンスに基づく評価はできていないが，G-CSF 使用によってコストが

かかることを考慮し，G-CSF 使用によって得られる益が，コストや資源に見合ったものであるかどうかも含めて検討した。

（5）まとめ

益としては FN 発症率低下が，害としては疼痛の増加があり，それぞれエビデンスの強さは A（強），B（中）であった。FN 発症率の低下を重視し，益と害のバランスは益が害を上回ると判断した。全体としては複数のよくコントロールされた RCT があることから，総じてエビデンスの強さは A（強）と判断した。

6 推奨決定会議における協議と投票の結果

推奨決定会議に参加したワーキンググループ委員は 22 名（医師 20 名，看護師 1 名，薬剤師 1 名）であった。委員からの事前申告に基づき，経済的 COI・アカデミック COI による推奨決定への影響はないと判断された。

システマティックレビューレポートに基づいて，推奨草案「乳がんのがん薬物療法において，G-CSF の一次予防投与を行うことを強く推奨する」が提示され，推奨決定の協議と投票の結果，22 名中 20 名が原案に賛同し合意形成に至った。

7 今後の研究課題

浸潤性乳がん患者に対する G-CSF の一次予防投与による OS の改善は明らかではなく，また感染による死亡率や生活の質など重要なアウトカムに関する評価が十分行われておらず，今後の研究課題である。疼痛については，G-CSF によって骨痛の発症率が高まる傾向が報告されているものの検定は行われておらず，その対処法も含めて，今後さらに検討を進めるべき課題であると考えられた。

参考文献

1) Clemons M, Mazzarello S, Hilton J, et al. Feasibility of using a pragmatic trials model to compare two primary febrile neutropenia prophylaxis regimens（ciprofloxacin versus G-CSF）in patients receiving docetaxel-cyclophosphamide chemotherapy for breast cancer（REaCT-TC）. Support Care Cancer. 2019；27：1345-54.

2) Cadoo KA, Kaufman PA, Seidman AD, et al. Phase 2 Study of Dose-Dense Doxorubicin and Cyclophosphamide Followed by Eribulin Mesylate With or Without Prophylactic Growth Factor for Adjuvant Treatment of Early-Stage Human Epidermal Growth Factor Receptor 2-Negative Breast Cancer. Clin Breast Cancer. 2018；18：433-40. e1.

3) Chevallier B, Chollet P, Merrouche Y, et al. Lenograstim prevents morbidity from intensive induction chemotherapy in the treatment of inflammatory breast cancer. J Clin Oncol. 1995；13：1564-71.

4) Kosaka Y, Rai Y, Masuda N, et al. Phase Ⅲ placebo-controlled, double-blind, randomized trial of pegfilgrastim to reduce the risk of febrile neutropenia in breast cancer patients receiving docetaxel/cyclophosphamide chemotherapy. Support Care Cancer. 2015；23：1137-43.

5) Brugger W, Bacon P, Lawrinson S, et al. Neutrophil recovery in elderly breast cancer patients receiving adjuvant anthracycline-containing chemotherapy with pegfilgrastim support. Crit Rev Oncol Hematol. 2009；72：265-9.

6) Romieu G, Clemens M, Mahlberg R, et al. Pegfilgrastim supports delivery of FEC-100 chemotherapy in elderly patients with high risk breast cancer；a randomized phase 2 trial. Crit Rev Oncol Hematol. 2007；64：64-72.

7) Vogel CL, Wojtukiewicz MZ, Carroll RR, et al. First and subsequent cycle use of pegfilgrastim prevents febrile

neutropenia in patients with breast cancer：a multicenter, double-blind, placebo-controlled phase Ⅲ study. J Clin Oncol. 2005；23：1178-84.

8) Papaldo P, Lopez M, Marolla P, et al. Impact of five prophylactic filgrastim schedules on hematologic toxicity in early breast cancer patients treated with epirubicin and cyclophosphamide. J Clin Oncol. 2005；23：6908-18.

Q2 (CQ)
進行非小細胞肺がんのがん薬物療法において，G-CSF の一次予防投与は有用か？

解 説

　進行非小細胞肺がんに対するドセタキセル＋ラムシルマブ療法において，G-CSF の一次予防投与により，エビデンスは弱いが，FN 発症率の低下が認められた。OS の延長効果については明らかではないが，ドセタキセル＋ラムシルマブ療法を行う際には，G-CSF の一次予防投与を検討してもよい。その他のレジメンについては G-CSF の一次予防投与を推奨するエビデンスは乏しい。

1　本 CQ の背景

　非小細胞肺がんに対しては，プラチナ系抗がん薬やタキサン系抗がん薬などを中心に様々なレジメンが用いられる。G-CSF の一次予防投与を行わなかったときに，FN が生じるリスクが比較的高いと考えられるレジメンとして，ドセタキセル＋ラムシルマブ療法がある。「G-CSF 適正使用ガイドライン 2013 年版 ver.5」に記載されたレジメンの中ではドセタキセル＋ラムシルマブ療法の FN 発症率が 20％を超えており，実地診療では，ドセタキセル＋ラムシルマブ療法使用時に G-CSF の一次予防投与が行われることが多い。

2　アウトカムの設定

　本 CQ では，がん薬物療法を受ける進行非小細胞肺がん患者を対象に，G-CSF を一次予防投与で用いる場合と用いない場合を比較して，「全生存期間（OS）」「発熱性好中球減少症発症率（FN 発症率）」「感染による死亡率」「生活の質（QOL）」「疼痛」の 5 項目について評価した。

3　採択された論文

　本 CQ に対する文献検索の結果，PubMed 93 編，Cochrane 0 編，医中誌 16 編が抽出され，計 109 編がスクリーニング対象となった。2 回のスクリーニングを経て抽出された 5 編を対象に定性的システマティックレビューを実施した。

4　アウトカムごとのシステマティックレビュー結果

（1）全生存期間（OS）益

OS を評価した研究は抽出されなかったため，評価不能とした。

（2）発熱性好中球減少症発症率（FN 発症率）益

症例対照研究が 2 編あり[1,2]，Mouri らの検討では，FN 発症率はペグ G-CSF 投与群（0/29 例）と非投与群（2/4 例）[1]，Takase らの検討ではペグ G-CSF 投与群（0/10 例）と非投与群（4/10 例）であった[2]。G-CSF 投与群で FN 発症率が低かったが，どちらも少数例の報告であり，多変量解析は行われていなかった。

エビデンスの強さ　D（非常に弱い）

（3）感染による死亡率 益

感染による死亡率を評価した研究は抽出されなかったため，評価不能とした。

（4）生活の質（QOL）益

QOL を評価した研究は抽出されなかったため，評価不能とした。

（5）疼痛 害

疼痛を評価した研究は抽出されなかったため，評価不能とした。

5　システマティックレビューの考察・まとめ

（1）益

検討できる論文数が少なかったが，ドセタキセル＋ラムシルマブ療法については G-CSF の一次予防投与によって FN 発症率の低下を認めた。その他のアウトカムについては評価できなかった。

（2）害

論文数が少なく，害については十分に検討できなかった。

（3）患者の価値観・好み

患者の価値観・好みについて，エビデンスに基づく評価はできていないが，FN 発症率を低減させるなどの望ましい効果や，疼痛などの望ましくない効果の受け止め方にはばらつきがあり得ることを考慮した。

（4）コスト・資源

コスト・資源について，エビデンスに基づく評価はできていないが，G-CSF 使用によってコストがかかることを考慮し，G-CSF 使用によって得られる益が，コストや資源に見合ったものであるかどうかも含めて検討した。

(5) まとめ

　進行非小細胞肺がんのがん薬物療法におけるG-CSFの一次予防投与については，ドセタキセル＋ラムシルマブ療法については，FN発症率の低下が示されているが，その他のレジメンについては明らかなエビデンスは認められなかった。そのため，本CQに対する推奨については，ドセタキセル＋ラムシルマブ療法に限ったものとした。

6　推奨決定会議における協議と投票の結果

　推奨決定会議に参加したワーキンググループ委員は22名（医師20名，看護師1名，薬剤師1名）であった。委員からの事前申告に基づき，経済的COI・アカデミックCOIによる推奨決定への影響はないと判断された。

　システマティックレビューレポートに基づいて，推奨草案「進行非小細胞肺がんのがん薬物療法*において，G-CSFの一次予防投与を行うことを弱く推奨する」が提示され，推奨決定の協議と投票の結果，22名中20名が原案に賛同し合意形成に至った。

　*該当するレジメンは，ドセタキセル＋ラムシルマブ療法

7　今後の研究課題

　非小細胞肺がんに対するG-CSFの一次予防投与の有無でOSやFN発症率を比較している論文は少なく，今後の研究が待たれる。

　また，ドセタキセル＋ラムシルマブ療法のFN発症率については，海外と国内臨床試験の間で大きな解離が認められた。日本人の参加していない海外第Ⅲ相比較試験（REVEL試験）[3]では，ドセタキセル単剤群のFN発症率が10%，ドセタキセル＋ラムシルマブ療法群で16%であったが，国内第Ⅱ相比較試験（JVCG試験）[4]におけるFN発症率はドセタキセル群で19.8%，ドセタキセル＋ラムシルマブ療法群で34.2%であった。FN発症率には人種差がある可能性が考えられるため，海外臨床試験の結果だけでなく，日本におけるFN発症率の情報を集めて評価する必要がある。また，G-CSFの一次予防投与が許容されている臨床試験もあり，その場合は一次予防投与がどのくらいで行われていたかの情報開示も必要であると考えられる。

参考文献

1) Mouri A, Kaira K, Shiono A, et al. Clinical significance of primary prophylactic pegylated-granulocyte-colony stimulating factor after the administration of ramucirumab plus docetaxel in patients with previously treated non-small cell lung cancer. Thorac Cancer. 2019 ; 10 : 1005-8.

2) Takase M, Shibata K, Iwasa K, et al. Measures to Ensure Safety of Docetaxel plus Ramucirumab for Advanced Non-Small-Cell Lung Cancer as the Second- or Later-Line. Gan To Kagaku Ryoho. 2019 ; 46 : 1039-42.

3) Garon EB, Ciuleanu TE, Arrieta O, et al. Ramucirumab plus docetaxel versus placebo plus docetaxel for second-line treatment of stage IV non-small-cell lung cancer after disease progression on platinum-based therapy (REVEL) : a multicentre, double-blind, randomised phase 3 trial. Lancet. 2014 ; 384 : 665-73.

4) Yoh K, Hosomi Y, Kasahara K, et al. A randomized, double-blind, phase Ⅱ study of ramucirumab plus docetaxel vs placebo plus docetaxel in Japanese patients with stage IV non-small cell lung cancer after disease progression on platinum-based therapy. Lung Cancer. 2016 ; 99 : 186-93.

Q3 (CQ)

進展型小細胞肺がんのがん薬物療法において，G-CSFの一次予防投与は有用か？

推 奨

進展型小細胞肺がんのがん薬物療法において，G-CSFの一次予防投与を行わないことを弱く推奨する

推奨の強さ：2（弱い）　エビデンスの強さ：D（非常に弱い）

合意率：95.5%（21/22名）

解 説

　進展型小細胞肺がんのがん薬物療法におけるG-CSFの一次予防投与については，OS，感染による死亡率，QOL，疼痛の改善に関する研究は認められず有用性については不明である。また，FN発症率を減少させる傾向が認められたが，エビデンスとしては弱いことから，G-CSFの一次予防投与を行わないことを弱く推奨する。現在使用されているがん薬物療法に関するエビデンスが乏しく，今後のエビデンスの集積が待たれるが，リスクの高いレジメンを用いる場合や高リスク症例においては，G-CSFの一次予防投与を行うことも考慮する。

1　本CQの背景

　進展型小細胞肺がんに対しては，プラチナ系抗がん薬やトポイソメラーゼ阻害薬などを中心に様々なレジメンが用いられる。G-CSFの一次予防投与を行わなかったときに，FNが生じるリスクが比較的高いと考えられるレジメンとして，ノギテカン，シスプラチン＋イリノテカン＋エトポシド療法がある。「G-CSF適正使用ガイドライン2013年版 ver. 5」[1]に記載されたレジメンの中では，シスプラチン＋イリノテカン＋エトポシド療法のFN発症率が20%を超えており，実地診療では，G-CSFの一次予防投与が考慮されるものと考えられる。その後，進展型小細胞肺がんに対して，新たにカルボプラチン＋エトポシド＋アテゾリズマブ療法またはプラチナ系抗がん薬＋エトポシド＋デュルバルマブ療法などの免疫チェックポイント阻害薬併用の有効性が示されたが，臨床試験では当該療法実施の際にG-CSF一次予防投与は推奨されていなかった[2,3]。ASCOガイドライン[4]，ESMOガイドライン2016年版[5]，NCCNガイドライン[6]において進展型小細胞肺がん患者に対するG-CSFの一次予防投与についての特段の記載はなく，一般的な使用レジメンごとのFN発症リスクに応じて一次予防投与について考慮すべきとされているのみである。

　個々のレジメンにおいてG-CSFの一次予防投与の有用性は明らかにされていないが，進展型小細胞肺がんにおいても免疫チェクポイント阻害薬併用が標準治療となるなど，新たな治療法が開発されており，G-CSF一次予防投与の有用性をエビデンスに基づいて検討することが求められる。

2　アウトカムの設定

本CQでは，がん薬物療法を受ける進展型小細胞肺がん患者を対象に，G-CSFを一次予防投与で用いる場合と用いない場合を比較して，「全生存期間（OS）」「発熱性好中球減少症発症率（FN発症率）」「感染による死亡率」「生活の質（QOL）」「疼痛」の5項目について評価した。

3　採択された論文

本CQに対する文献検索の結果，PubMed 59編，Cochrane 1編，医中誌20編が抽出され，計80編がスクリーニング対象となった。2回のスクリーニングを経て抽出された6編を対象に定性的システマティックレビュー，うち5編についてメタアナリシスを実施した。

4　アウトカムごとのシステマティックレビュー結果

(1) 全生存期間（OS）益

OSを評価した研究は抽出されなかったため，評価不能とした。

(2) 発熱性好中球減少症発症率（FN発症率）益

システマティックレビューを行った6編[7-12]のうち1編[12]は症例対照研究であったが，発症率の記載はなく，エビデンスの強さはD（非常に弱い）とした。残る5編はコホート研究であったが，そのうち3編[9-11]は単群でのコホート試験であった。メタアナリシスの結果，FN発症率は，対照群が9/50例（18％），介入群が53/232例（22.8％）で，OR 0.38（95％CI：0.03-5.56，$p=0.48$）と有意差を認めなかった。文献数も少なく，エビデンスの強さはD（非常に弱い）とした。

エビデンスの強さ D（非常に弱い）

(3) 感染による死亡率 益

感染による死亡率を評価した研究は抽出されなかったため，評価不能とした。

(4) 生活の質（QOL）益

QOLを評価した研究は抽出されなかったため，評価不能とした。

(5) 疼痛 害

疼痛を評価した研究は抽出されなかったため，評価不能とした。

5　システマティックレビューの考察・まとめ

(1) 益

システマティックレビューの結果では，RCTはなく，コホート研究のメタアナリシスではFN発症率に有意差を認めなかった。OS，感染による死亡率，QOLについて評価された研究は抽出されなかったため，評価できなかった。

(2) 害

疼痛については検討された研究は抽出されなかった。

(3) 患者の価値観・好み

患者の価値観・好みについて，エビデンスに基づく評価はできていないが，FN 発症率を低減させるなどの望ましい効果や，疼痛などの望ましくない効果の受け止め方にはばらつきがあり得ることを考慮した。

(4) コスト・資源

コスト・資源について，エビデンスに基づく評価はできていないが，G-CSF 使用によってコストがかかることを考慮し，G-CSF 使用によって得られる益が，コストや資源に見合ったものであるかどうかも含めて検討した。

6 推奨決定会議における協議と投票の結果

推奨決定会議に参加したワーキンググループ委員は 22 名（医師 20 名，看護師 1 名，薬剤師 1 名）であった。委員からの事前申告に基づき，経済的 COI・アカデミック COI による推奨決定への影響はないと判断された。システマティックレビューレポートに基づいて，推奨草案「進展型小細胞肺がんのがん薬物療法において，G-CSF の一次予防投与を行わないことを弱く推奨する」が提示され，推奨決定の協議と投票の結果，22 名中 21 名が原案に賛同し合意形成に至った。当初の推奨草案は「一律には行わないことを弱く推奨する」としていたが，FN 発症率が高いレジメンについては解説文中で記載することとし，推奨自体は「行わないことを弱く推奨する」と変更することとなった。また，文献数が少なく信頼区間の幅も広いため，エビデンスの強さは当初の推奨草案の「C」から「D」に変更となった。

7 今後の研究課題

今回のシステマティックレビューでは FN 発症率に関する検討しか行えておらず，G-CSF の一次予防投与が OS や感染による死亡率，および QOL に与える影響についての質の高い研究が今後行われることが望まれる。

参考文献

1) 日本癌治療学会編. G-CSF 適正使用ガイドライン 2013 年版 ver. 5 http://www.jsco-cpg.jp/item/30/index.html
2) Horn L, Mansfield AS, Szczęsna A, et al. First-Line Atezolizumab plus Chemotherapy in Extensive-Stage Small-Cell Lung Cancer. N Engl J Med. 2018；379：2220-9.
3) Paz-Ares L, Dvorkin M, Chen Y, et al. Durvalumab plus platinum-etoposide versus platinum-etoposide in first-line treatment of extensive-stage small-cell lung cancer（CASPIAN）：a randomised, controlled, open-label, phase 3 trial. Lancet. 2019；394：1929-39.
4) Smith TJ, Bohlke K, Lyman GH, et al, American Society of Clinical Oncology. Recommendations for the Use of WBC Growth Factors：American Society of Clinical Oncology Clinical Practice Guideline Update. J Clin Oncol. 2015；33：3199-212.
5) Klastersky J, de Naurois J, Rolston K, et al. Management of febrile neutropaenia：ESMO Clinical Practice Guide-

lines. Ann Oncol. 2016；27（suppl 5）：v111-8.

6）NCCN Clinical Practice Guidelines in Oncology. Hematopoietic Growth Factors Version 1. 2022.

7）山口哲生，栗田雄三，斉藤龍生，他．小細胞肺癌療法後における好中球減少に対する recombinant human G-CSF の臨床検討．Biotherapy. 1994；8：1423-9.

8）Schiller JH, Kim K, Hutson P, et al. Phase Ⅱ study of topotecan in patients with extensive-stage small-cell carcinoma of the lung：an Eastern Cooperative Oncology Group Trial. J Clin Oncol. 1996；14：2345-52.

9）Goto K, Sekine I, Nishiwaki Y, et al. Multi-institutional phase Ⅱ trial of irinotecan, cisplatin, and etoposide for sensitive relapsed small-cell lung cancer. Br J Cancer. 2004；91：659-65.

10）Hata A, Katakami N, Fujita S, et al. Amrubicin at a lower-dose with routine prophylactic use of granulocyte-colony stimulating factor for relapsed small-cell lung cancer. Lung Cancer. 2011；72：224-8.

11）Goto K, Ohe Y, Shibata T, et al. Combined chemotherapy with cisplatin, etoposide, and irinotecan versus topotecan alone as second-line treatment for patients with sensitive relapsed small-cell lung cancer（JCOG0605）：a multicentre, open-label, randomised phase 3 trial. Lancet Oncol. 2016；17：1147-57.

12）Negoro Y, Yano R, Yoshimura M, et al. Influence of UGT1A1 polymorphism on etoposide plus platinum-induced neutropenia in Japanese patients with small-cell lung cancer. Int J Clin Oncol. 2019；24：256-61.

Q4 (FQ) 食道がんのがん薬物療法において，G-CSF の一次予防投与は有用か？

ステートメント

食道がんにおいて，G-CSF 一次予防投与の有用性は明らかではない

合意率：95.8%（23/24 名）

1 本 FQ の背景

　食道がんには，フッ化ピリミジン系抗がん薬やプラチナ系抗がん薬，免疫チェックポイント阻害薬，タキサン系抗がん薬が用いられる。本ガイドライン 2013 年版 ver.5 では食道がんのレジメンで FN 発症率が 20%を超えるものは，ドセタキセルのみであった。ドセタキセル単剤についての 2 編の報告において，FN 発症率は 32%[1]と 18%[2]であった。他のレジメンの FN 発症率は低く，実地診療で G-CSF の一次予防投与はほとんど行われていない。海外の主要なガイドラインにおいても，食道がんのがん薬物療法における G-CSF の一次予防投与に関する記載はない。

2 解説

　食道がんに対する G-CSF の一次予防投与の有用性について，システマティックレビューを行って評価した。文献検索時は，ペムブロリズマブ＋シスプラチン＋5-FU 療法が承認される前であった。本 Question は当初 CQ として，がん薬物療法を受ける食道がん患者を対象に，G-CSF を一次予防投与で用いる場合と用いない場合を比較して，「全生存期間（OS）」「発熱性好中球減少症発症率（FN 発症率）」「感染による死亡率」「生活の質（QOL）」「疼痛」の 5 項目をアウトカムとして設定し，システマティックレビューでの評価を試みた。文献検索の結果，PubMed 11 編，Cochrane 0 編，医中誌 11 編が抽出され，計 22 編がスクリーニング対象となった。2 回のスクリーニングを経て，症例対照研究 5 編[3-7]が抽出された。しかし，全文献が DCF 療法に関する内容であり，文献検索時の標準治療である CF 療法等について対象とした文献は抽出されなかった。そのため，本 Question を FQ に転換のうえ，ステートメントを「食道がんにおいて，G-CSF 一次予防投与の有用性は明らかではない」とした。

　文献検索時以降の 2021 年 11 月，KEYNOTE-590 試験[8]の結果を受け，抗 PD-1 抗体ペムブロリズマブが根治切除不能な進行・再発の食道がんに対して適応拡大となり，ペムブロリズマブ＋シスプラチン＋5-FU 療法が使用可能になった。本試験では，G-CSF の一次予防投与は行われず，FN 発症率は 5%未満であった。また，臨床病期 I B/II/III 食道がん（T4 を除く）に対する術前 CF 療法/術前 DCF 療法/術前 CF 療法＋放射線療法の第 III 相比較試験（JCOG1109）[9]では術前 DCF 療法で OS の優越性が示された。術前 CF 療法/術前 DCF 療法/術前 CF 療法＋放射線療法のそれぞれの FN 発症率は 1.0%/16.3%/4.7%であった。本原稿執筆時点で論文未発表であり，本試験の G-CSF 投与，予防的抗菌薬使用状況などは明らかではない。また，切除不能または再発食道がんに対する CF 療法と bDCF（biweekly DCF）療法の第 III 相 RCT（JCOG1314）が行われており，結果が待たれる。

参考文献

1) Heath EI, Urba S, Marshall J, et al. Phase Ⅱ trial of docetaxel chemotherapy in patients with incurable adenocarcinoma of the esophagus. Invest New Drugs. 2002；20：95-9.

2) Muro K, Hamaguchi T, Ohtsu A, et al. A phase Ⅱ study of single-agent docetaxel in patients with metastatic esophageal cancer. Ann Oncol. 2004；15：955-9.

3) 髙橋克之，豕瀬　諒，髙橋正也，他．ドセタキセル＋シスプラチン＋5-フルオロウラシル療法施行食道がん患者に対するペグフィルグラスチムによる発熱性好中球減少症の一次予防効果の検討．医療薬．2017；43：336-43.

4) Yasuda T, Ishikawa T, Ohta T, et al. Impact of Primary Prophylaxis with Pegfilgrastim on Clinical Outcomes in Patients with Advanced Esophageal Cancer Receiving Chemotherapy with Docetaxel, Cisplatin, and 5-FU. Gan To Kagaku Ryoho. 2018；45：1733-6.

5) Yoshida Y, Komori K, Aoki M, et al. Efficacy of pegfilgrastim administration in patients with esophageal cancer treated with docetaxel, cisplatin, and 5-fluorouracil. Pharmazie. 2018；73：613-6.

6) Kawahira M, Yokota T, Hamauchi S, et al. Primary prophylactic granulocyte colony-stimulating factor according to ASCO guidelines has no preventive effect on febrile neutropenia in patients treated with docetaxel, cisplatin, and 5-fluorouracil chemotherapy. Int J Clin Oncol. 2018；23：1189-95.

7) Ohkura Y, Ueno M, Udagawa H. Risk factors for febrile neutropenia and effectiveness of primary prophylaxis with pegfilgrastim in patients with esophageal cancer treated with docetaxel, cisplatin, and 5-fluorouracil. World J Surg Oncol. 2019；17：125.

8) Sun JM, Shen L, Shah MA, et al；KEYNOTE-590 Investigators. Pembrolizumab plus chemotherapy versus chemotherapy alone for first-line treatment of advanced oesophageal cancer（KEYNOTE-590）：a randomised, placebo-controlled, phase 3 study. Lancet. 2021；398：759-71.

9) Kato K, Ito Y, Daiko H, et al. A randomized controlled phase Ⅲ trial comparing two chemotherapy regimen and chemoradiotherapy regimen as neoadjuvant treatment for locally advanced esophageal cancer, JCOG1109 NExT study. ASCO GI 2022；January 20-22, 2022. Abstract 238.

Ⅲ

一次予防投与

Q5 (FQ) 胃がんのがん薬物療法において，G-CSF の一次予防投与は有用か？

ステートメント

胃がんにおいて，G-CSF 一次予防投与の有用性は明らかではない

合意率：95.8%（23/24 名）

1 本 FQ の背景

　胃がんには，フッ化ピリミジン系抗がん薬やプラチナ系抗がん薬，免疫チェックポイント阻害薬，タキサン系抗がん薬，イリノテカン，ラムシルマブ，トラスツズマブ，トラスツズマブ デルクステカンなどが用いられる。本ガイドライン 2013 年版 ver. 5 では胃がんで FN 発症率が 20%を超えるレジメンとして，ドセタキセル＋シスプラチン療法，ドセタキセル＋シスプラチン＋5-FU 療法が記載されているが，現在の標準治療ではなく，実地診療で G-CSF の一次予防投与はほとんど行われていない。海外の主要なガイドラインにおいても，胃がんのがん薬物療法における G-CSF の一次予防投与に関する記載はない。

2 解説

　胃がんに対する G-CSF の一次予防投与の有用性について，システマティックレビューを行って評価した。文献検索時は，治癒切除不能な進行・再発の胃がんに対する化学療法＋ニボルマブ療法や HER2陽性胃がんに対するトラスツズマブ デルクステカンが承認される前であった。本 Question は当初 CQ として，がん薬物療法を受ける胃がん患者を対象に，G-CSF を一次予防投与で用いる場合と用いない場合を比較して，「全生存期間（OS）」「発熱性好中球減少症発症率（FN 発症率）」「感染による死亡率」「生活の質（QOL）」「疼痛」の 5 項目をアウトカムとして設定し，システマティックレビューでの評価を試みた。文献検索の結果，PubMed 27 編，Cochrane 0 編，医中誌 12 編が抽出され，計 39 編がスクリーニング対象となった。2 回のスクリーニングを経て，システマティックレビューの対象となる文献が抽出されなかったため，本 Question を FQ に転換の上，ステートメントを「胃がんにおいて，G-CSF 一次予防投与の有用性は明らかではない」とした。

　ATTRACTION-4 試験[1]，CheckMate649 試験[2]に基づき，治癒切除不能な進行・再発の胃がんに対して化学療法＋ニボルマブ療法が承認された。両試験において G-CSF の一次予防投与は行われておらず，FN 発症率は，ATTRACTION-4 試験で 1%未満，CheckMate649 試験で 2.6%であった。また，DESTINY-Gastric01 試験[3]に基づき，がん化学療法後に増悪した HER2 陽性の治癒切除不能な進行・再発の胃がんに対して，トラスツズマブ デルクステカン療法が承認された。本試験では G-CSF の一次予防投与は行われておらず，トラスツズマブ デルクステカンの FN 発症率は 4.8%であった。

参考文献

1) Kang YK, Chen LT, Ryu MH, et al. Nivolumab plus chemotherapy versus placebo plus chemotherapy in patients with HER2-negative, untreated, unresectable advanced or recurrent gastric or gastro-oesophageal junction cancer(ATTRACTION-4)：a randomised, multicentre, double-blind, placebo-controlled, phase 3 trial. Lancet Oncol. 2022；23：234-47.

2) Janjigian YY, Shitara K, Moehler M, et al. First-line nivolumab plus chemotherapy versus chemotherapy alone for advanced gastric, gastro-oesophageal junction, and oesophageal adenocarcinoma (CheckMate 649)：a randomised, open-label, phase 3 trial. Lancet. 2021；398：27-40.

3) Shitara K, Bang YJ, Iwasa S, et al. Trastuzumab Deruxtecan in Previously Treated HER2-Positive Gastric Cancer. N Engl J Med. 2020；382：2419-30.

Ⅲ

一次予防と投与

膵がんのがん薬物療法において，G-CSF の一次予防投与は有用か？

ステートメント

膵がんにおいて，G-CSF 一次予防投与の有用性は明らかではない

合意率：100％（24/24 名）

1　本 FQ の背景

　進行膵がんに対する代表的なレジメンとして，ゲムシタビン＋ナブパクリタキセル療法，FOLFIRI-NOX 療法，5-FU＋レボホリナート＋リポソーマルイリノテカン療法などがある。FN 発症リスクが高いと考えられるレジメンとして，FOLFIRINOX 療法が挙げられる[1]。FOLFIRINOX 療法（原法）を日本人集団に実施した場合，FN 発症率が 22.2％と報告されている[2]。NCCN のガイドラインでも FN 発症率が 20％を超える治療レジメンとして FOLFIRINOX 療法が挙げられている[3]。転移性膵がんに対する一次治療として FOLFIRINOX 療法とゲムシタビンを比較した PRODIGE 4-ACCORD 11 試験では G-CSF の一次予防投与は許容されておらず，FOLFIRINOX 療法による FN 発症率は 5.4％であったが，二次予防投与が許容されており，FOLFIRINOX 療法群の 42.5％の症例で G-CSF が使用されていた[1]。

2　解説

　本 Question は当初 CQ として，がん薬物療法を受ける膵がん患者を対象に，G-CSF を一次予防投与で用いる場合と用いない場合を比較して，「全生存期間（OS）」「発熱性好中球減少症発症率（FN 発症率）」「感染による死亡率」「生活の質（QOL）」「疼痛」の 5 項目をアウトカムとして設定し，システマティックレビューでの評価を試みた。文献検索の結果，PubMed 17 編，Cochrane 0 編，医中誌 11 編が抽出され，ハンドサーチ 3 編を加えた計 31 編がスクリーニング対象となった。2 回のスクリーニングを経て，症例対照研究 2 編，症例集積研究 1 編の計 3 編が抽出され，定性的システマティックレビューを実施した。

　OS について評価した文献は症例対照研究 1 編のみであった。Moorcraft らは FOLFIRINOX 療法を実施した局所進行あるいは転移性膵がん 49 例について後ろ向き解析を実施した。そのサブグループ解析では G-CSF 一次予防投与群に対する非投与群の OS の HR は 2.86（95％CI：1.21-6.2，$p=0.005$）であり，非投与群での OS 短縮が観察された[4]。しかし，局所進行症例と転移症例が混在しており各群での割合が不明なため背景因子の差が大きい可能性があった。また，G-CSF の一次予防投与は担当医判断で実施されており，交絡の調整も不十分であると考えられた。サンプル数が少なく，バイアスリスクも深刻であるためエビデンスの強さは D（非常に弱い）と判断した。

　FN 発症率，感染による死亡率は Moorcraft らの症例対照研究 1 編に加え，二宮らが実施した症例集積研究 1 編で評価された。二宮らは modified FOLFIRINOX 療法を実施した局所進行膵がん 10 例につ

いて後ろ向き解析を実施した[5]。対象となった2編についてFN発症率の統合解析を行った結果，G-CSF一次予防投与群に対する非投与群のFN発症率のORは2.423（95％CI：0.578-10.163）であり，統計学的有意差はなかった。また，感染による死亡は2編とも0例と報告されており，イベント数不足であった。2編ともサンプル数が少なく，主治医判断によるG-CSF使用であることから選択バイアス，不十分な交絡調整のリスクが高いと判断した。全体として深刻なバイアスリスクがあり，FN発症率および感染による死亡率に関するエビデンスの強さはD（非常に弱い）と判断した。

前述の通り，膵がんのがん薬物療法におけるG-CSF一次予防投与の有用性を評価するためのエビデンスが不足しており，本QuestionをFQに転換のうえ，ステートメントを「膵がんにおいて，G-CSF一次予防投与の有用性は明らかではない」とした。

よって，PRODIGE 4-ACCORD 11試験で実施されたFOLFIRINOX療法（原法）は高度の骨髄毒性が観察され，毒性に応じてG-CSFの二次予防投与が許容されていた[1]。日本人集団におけるFOLFIRINOX療法（原法）の有効性・安全性を評価した第Ⅱ相臨床試験ではG-CSF一次予防投与は行われなかったが，FN発症率は22.2％で，52.8％の症例でG-CSF二次予防投与を必要とした[2]。日本では5-FU急速投与を省略し，イリノテカンの投与量を150 mg/m^{2}に減量したmodified FOLFIRINOX療法が開発され，単群第Ⅱ相臨床試験で転移性膵がん69例に対してその有効性・安全性が評価された[6]。modified FOLFIRINOX療法ではFN発症率は8.7％と減少し，G-CSF二次予防投与を要した症例も18％にとどまった。OS中央値は11.2カ月であり，PRODIGE 4-ACCORD 11試験の報告と同等の結果であった。日本においては，FOLFIRINOX療法はmodified regimenで行われることが多い。

参考文献

1) Conroy T, Desseigne F, Ychou M, et al. FOLFIRINOX versus gemcitabine for metastatic pancreatic cancer. N Engl J Med. 2011；364：1817-25.

2) Okusaka T, Ikeda M, Fukutomi A, et al. Phase Ⅱ study of FOLFIRINOX for chemotherapy-naïve Japanese patients with metastatic pancreatic cancer. Cancer Sci. 2014；105：1321-6.

3) NCCN Clinical Practice Guidelines in Oncology. Hematopoietic Growth Factors Version 1. 2022.

4) Moorcraft SY, Khan K, Peckitt C, et al. FOLFIRINOX for locally advanced or metastatic pancreatic ductal adeno-carcinoma：The royal marsden experience. Clin Colorectal Cancer. 2014；13：232-8.

5) 二宮理貴，中沢祥子，宮田陽一，他．膵癌に対するFOLFIRINOX療法におけるペグフィルグラスチム一次予防投与の有用性．癌と化療．2016；43：1678-80.

6) Ozaka M, Ishii H, Sato T, et al. A phase Ⅱ study of modified FOLFIRINOX for chemotherapy-naïve patients with metastatic pancreatic cancer. Cancer Chemother Pharmacol. 2018；81：1017-23.

Q7 (FQ) 胆道がんのがん薬物療法において，G-CSF の一次予防投与は有用か？

ステートメント

胆道がんにおいて，G-CSF 一次予防投与の有用性は明らかではない

合意率：95.7%（22/23 名）

1 本 FQ の背景

胆道がんのがん薬物療法として，ゲムシタビン，シスプラチン，S-1 などが用いられる。本ガイドライン 2013 年版 ver.5 には，胆道がんのレジメンで FN 発症率が 20％を超えるものの記載はなく，実地診療で G-CSF の一次予防投与はほとんど行われていなかった。海外の主要なガイドラインにおいても，胆道がんのがん薬物療法における G-CSF の一次予防投与に関する記載はない。

2 解説

胆道がんに対する G-CSF の一次予防投与の有用性について，システマティックレビューを行って評価した。文献検索時は，GCS 療法，GS 療法が推奨される前であった。本 Question は当初 CQ として，がん薬物療法を受ける胆道がん患者を対象に，G-CSF を一次予防投与で用いる場合と用いない場合を比較して，「全生存期間（OS）」「発熱性好中球減少症発症率（FN 発症率）」「感染による死亡率」「生活の質（QOL）」「疼痛」の 5 項目をアウトカムとして設定し，システマティックレビューでの評価を試みた。文献検索の結果，PubMed 1 編，Cochrane 1 編，医中誌 0 編が抽出され，計 2 編がスクリーニング対象となった。2 回のスクリーニングを経た結果，システマティックレビューの対象となる文献が抽出されなかったため，本 Question を FQ に転換のうえ，ステートメントを「胆道がんにおいて，G-CSF 一次予防投与の有用性は明らかではない」とした。

進行胆道がんを対象に GC 療法と GS 療法を比較する第Ⅲ相試験（JCOG1113）[1]の結果，GS 療法の GC 療法に対する OS の非劣性が示されたが，この試験では G-CSF の一次予防投与は行われておらず，FN 発症率は，GS 療法で 1.7％，GC 療法で 2.3％であった。切除不能胆道がんを対象に GCS 療法と GC 療法の第Ⅲ相 RCT（KHBO1401）[2]の結果，GCS 療法の優越性が示されたが，FN 発症率は，GCS 療法，GC 療法ともに約 4％であった[3]。本原稿執筆時点（2022 年 3 月末）で論文未発表であり，詳細なデータの発表が待たれる。

参考文献

1) Morizane C, Okusaka T, Mizusawa J, et al. Combination gemcitabine plus S-1 versus gemcitabine plus cisplatin for advanced/recurrent biliary tract cancer：the FUGA-BT（JCOG1113）randomized phase Ⅲ clinical trial. Ann Oncol. 2019；30：1950-8.
2) Sakai D, Kanai M, Kobayashi S, et al. Randomized phase Ⅲ study of gemcitabine, cisplatin plus S-1（GCS）versus

gemcitabine, cisplatin (GC) for advanced biliary tract cancer (KHBO1401-MITSUBA) Annals of Oncology 2018；29（Supplement 8）：mdy282 Abstr#6150

3）坂井大介．【肝・胆・膵がんの薬物療法】胆道がん　進行胆道がんに対する一次化学療法．腫瘍内科．2020；25：144-9.

Ⅲ

一次予防投与

Q8 (CQ) 大腸がんのがん薬物療法において，G-CSF の一次予防投与は有用か？

推 奨

大腸がんのがん薬物療法において，G-CSF の一次予防投与を行わないことを弱く推奨する

推奨の強さ：2（弱い）　エビデンスの強さ：B（中）
合意率：95.5%（21/22 名）

解 説

大腸がんのがん薬物療法について，G-CSF の一次予防投与の有無を直接比較して有用性を示したエビデンスは乏しく，一次予防投与を行うことは推奨されない。FOLFOXIRI＋BV 療法原法[1]については，海外に比べ国内で高い FN 発症率（21.7〜26.1%）が報告されている[2,3]。国内では用量を調整した modified-FOLFOXIRI＋BV 療法の試験[4]が行われ，FN 発症率 6.3%と報告されている。いずれの試験でも G-CSF の一次予防投与は行われていない。

1 本 CQ の背景

大腸がんのがん薬物療法として，フッ化ピリミジン系抗がん薬，オキサリプラチン，イリノテカン，分子標的治療薬などが使用されている。本ガイドライン 2013 年版 ver. 5 には大腸がんのレジメンで FN 発症率が 20%を超えるものの記載はなく，実地診療で G-CSF の一次予防投与はほとんど行われていなかった。

その後，新たに治療強度の高い FOLFOXIRI＋BV 療法の有効性が示されるなど，使用可能なレジメンが増えている。NCCN ガイドライン[5]では，FN 発症率が 20%を超えるレジメンとして FOLFOXIRI 療法，10〜20%のレジメンとして FOLFOX 療法を挙げている。

2 アウトカムの設定

本 CQ では，がん薬物療法を受ける大腸がん患者を対象に，G-CSF を一次予防で用いる場合と用いない場合を比較して，「全生存期間（OS）」「発熱性好中球減少症発症率（FN 発症率）」「感染による死亡率」「生活の質（QOL）」「疼痛」の 5 項目について評価した。

3 採択された論文

本 CQ に対する文献検索の結果，PubMed 22 編，Cochrane 0 編，医中誌 14 編が抽出され，計 36 編がスクリーニング対象となった。2 回のスクリーニングを経て抽出された RCT 2 編[6,7]を対象に定性的

システマティックレビューを実施した。

4 アウトカムごとのシステマティックレビュー結果

(1) 全生存期間（OS）益

FOLFOX＋BV 療法，FOLFIRI＋BV 療法で G-CSF の一次予防投与の有無を比較した RCT[7]では，G-CSF 投与群の非投与群に対する HR は 0.94（95％CI：0.81-1.10，$p=0.440$）であり，統計学的有意差は認めなかった。FOLFOX4 療法，FOLFIRI 療法，FOIL 療法で G-CSF 一次予防投与の有無を比較した RCT[6]ではイベント数が不足しており HR の結果はなかった。アウトカム不完全報告などのバイアスリスクを認めた。

エビデンスの強さ　B（中）

(2) 発熱性好中球減少症発症率（FN 発症率）益

RCT 2 編[6,7]で評価した。統合した結果，FN 発症率は，G-CSF 一次予防投与群 2.6％，非投与群 6.5％であり，OR は 2.634（95％CI：1.4-4.953）と，G-CSF 一次予防投与によって有意な FN 発症率の減少を認めた。目立ったバイアスリスクや文献間のばらつきは認めなかった。

エビデンスの強さ　A（強）

(3) 感染による死亡率 益

RCT 2 編で評価した。G-CSF 投与群，非投与群ともに，イベント数は 0 でありアウトカム率は 0％であった。目立ったバイアスリスクや文献間のばらつきは認めなかった。

エビデンスの強さ　A（強）

(4) 生活の質（QOL）益

QOL を評価した研究は抽出されなかったため，評価不能とした。

(5) 疼痛 害

RCT 2 編で評価した。G-CSF 投与群 14.7％，非投与群 8.7％であり，OR は 0.555（95％CI：0.379-0.813）と有意に疼痛の増加を認めた。ただし，1 編[6]で G-CSF 投与群 10.5％，非投与群 0.9％に対して，もう 1 編[7]で G-CSF 投与群 16％，非投与群 10.9％と文献による結果のばらつきがあった。

エビデンスの強さ　B（中）

5 システマティックレビューの考察・まとめ

(1) 益

G-CSF の一次予防投与の有無を比較した文献は RCT 2 編であった。OS について G-CSF 一次予防投与の有効性は示されなかった。FN 発症率は，G-CSF 一次予防投与によって有意に減少していたが，非投与群の FN 発症率は 6.5％と低かった。感染による死亡は両群ともに 0％であった。これらより，G-CSF 投与の益は小さいと判断した。

（2）害

G-CSF 投与により疼痛は有意に上昇した。

（3）患者の価値観・好み

患者の価値観・好みについて，エビデンスに基づく評価はできていないが，FN 発症率を低減させるなどの望ましい効果や，疼痛などの望ましくない効果の受け止め方にはばらつきがあり得ることを考慮した。

（4）コスト・資源

コスト・資源について，エビデンスに基づく評価はできていないが，G-CSF 使用によってコストがかかることを考慮し，G-CSF 使用によって得られる益が，コストや資源に見合ったものであるかどうかも含めて検討した。

（5）まとめ

G-CSF 投与の OS への有用性は示されなかった。FN 発症率をわずかに低下させることが示されたが，G-CSF 非投与群の FN 発症率は低く，臨床的に意味のある益とは言えないと判断した。一方で G-CSF 投与による疼痛は増加することから，大腸がんのがん薬物療法において，G-CSF の一次予防投与を行わないことを弱く推奨する。

6 推奨決定会議における協議と投票の結果

推奨決定会議に参加したワーキンググループ委員は 22 名（医師 20 名，看護師 1 名，薬剤師 1 名）であった。委員からの事前申告に基づき，経済的 COI・アカデミック COI による推奨決定への影響はないと判断された。システマティックレビューレポートに基づいて，推奨草案「大腸がんのがん薬物療法において，G-CSF の一次予防投与を行わないことを弱く推奨する」が提示され，推奨決定の協議と投票の結果，22 名中 21 名が原案に賛同し合意形成に至った。

7 今後の研究課題

大腸がんのがん薬物療法では，FOLFOXIRI＋BV 療法が最も治療強度が高いレジメンである。解説で述べたように FOLFOXIRI＋BV 療法原法は，海外と国内で FN 発症率が異なり，国内での高い FN 発症率を受けて modified-FOLFOXIRI＋BV 療法の開発が行われた[4]。両者の有効性と安全性を直接比較した試験はなく，海外では原法での治療開発が継続しているが[8]，国内での明確な使い分けは定まっておらず，今後のデータの蓄積が期待される。

参考文献

1) Cremolini C, Loupakis F, Antoniotti C, et al. FOLFOXIRI plus bevacizumab versus FOLFIRI plus bevacizumab as first-line treatment of patients with metastatic colorectal cancer：updated overall survival and molecular subgroup analyses of the open-label, phase 3 TRIBE study. Lancet Oncol. 2015；16：1306-15.
2) Oki E, Kato T, Bando H, et al. A Multicenter Clinical Phase II Study of FOLFOXIRI Plus Bevacizumab as First-

line Therapy in Patients With Metastatic Colorectal Cancer：QUATTRO Study. Clin Colorectal Cancer. 2018；17：147-55.

3）Shinozaki K, Yamada T, Nasu J, et al. A phase Ⅱ study of FOLFOXIRI plus bevacizumab as initial chemotherapy for patients with untreated metastatic colorectal cancer：TRICC1414 (BeTRI). Int J Clin Oncol. 2021；26：399-408.

4）Satake H, Sunakawa Y, Miyamoto Y, et al. A phase Ⅱ trial of 1st-line modified-FOLFOXIRI plus bevacizumab treatment for metastatic colorectal cancer harboring RAS mutation：JACCRO CC-11. Oncotarget. 2018；9：18811-20.

5）NCCN Clinical Practice Guidelines in Oncology. Hematopoietic Growth Factors Version 1. 2022.

6）Hecht JR, Pillai M, Gollard R, et al. A randomized, placebo-controlled phase ii study evaluating the reduction of neutropenia and febrile neutropenia in patients with colorectal cancer receiving pegfilgrastim with every-2-week chemotherapy. Clin Colorectal Cancer. 2010；9：95-101.

7）Pinter T, Klippel Z, Cesas A, et al. A Phase Ⅲ, Randomized, Double-Blind, Placebo-Controlled Trial of Pegfilgrastim in Patients Receiving First-Line FOLFOX/Bevacizumab or FOLFIRI/Bevacizumab for Locally Advanced or Metastatic Colorectal Cancer：Final Results of the Pegfilgrastim and Anti-VEGF Evaluation Study (PAVES). Clin Colorectal Cancer. 2017；16：103-14.e3.

8）Cremolini C, Antoniotti C, Rossini D, et al. Upfront FOLFOXIRI plus bevacizumab and reintroduction after progression versus mFOLFOX6 plus bevacizumab followed by FOLFIRI plus bevacizumab in the treatment of patients with metastatic colorectal cancer (TRIBE2)：a multicentre, open-label, phase 3, randomised, controlled trial. Lancet Oncol. 2020；21：497-507.

Ⅲ

一次予防投与

Q9 (FQ) 消化器神経内分泌がんのがん薬物療法において，G-CSF の一次予防投与は有用か？

ステートメント

消化器神経内分泌がんにおいて，G-CSF 一次予防投与の有用性は明らかではない

合意率：100%（23/23 名）

1 本 FQ の背景

消化器神経内分泌がんに対するがん薬物療法は，小細胞肺がんに準じて，シスプラチン，イリノテカン，エトポシドなどが使われている。FN が生じるリスクが高いと考えられるレジメンとして，EP 療法や IP 療法が挙げられる。小細胞肺がんにおける同治療の報告では，EP 療法の FN 発症率は概ね 10%前後と報告されている[1-5]。肝胆膵原発神経内分泌がんに対して EP 療法を実施した 21 例を後ろ向きに観察した症例集積研究では，FN の発症率が 38%であったと報告されており[6]，消化器神経内分泌がんの薬物療法は FN 発症リスクが高い可能性がある。

2 解説

本 Question は当初 CQ として，がん薬物療法を受ける消化器神経内分泌がん患者を対象に，G-CSF を一次予防投与で用いる場合と用いない場合を比較して，「全生存期間（OS）」「発熱性好中球減少症発症率（FN 発症率）」「感染による死亡率」「生活の質（QOL）」「疼痛」の 5 項目をアウトカムとして設定し，システマティックレビューでの評価を試みた。文献検索の結果，PubMed 17 編，Cochrane 0 編，医中誌 11 編が抽出され，ハンドサーチ 3 編を加えた計 31 編がスクリーニング対象となった。2 回のスクリーニングを経て，システマティックレビューの対象となる文献が抽出されなかったため，本 Question を FQ に転換した。消化器神経内分泌がんは希少がんであり文献も少ないことから，ステートメントは「消化器神経内分泌がんにおいて，G-CSF 一次予防投与の有用性は明らかではない」とした。レジメンは小細胞肺がんにおけるがん薬物療法と共通するため，Q3（CQ）も参照されたい。ただし，消化器神経内分泌がんは消化管粘膜が破綻している例もあるなど，原発部位によって FN リスクが異なる可能性があるため，解釈には注意が必要である。

消化管・肝胆膵原発の切除不能・再発神経内分泌がんを対象とした EP 療法と IP 療法の RCT（JCOG1213）が行われており[7]，治療の安全性や G-CSF の有用性についても示唆が得られることを期待したい。

参考文献

1) Noda K, Nishiwaki Y, Kawahara M, et al. Irinotecan plus Cisplatin Compared with Etoposide plus Cisplatin for Extensive Small-Cell Lung Cancer. N Engl J Med. 2002；346：85-91.
2) Hanna N, Bunn PA, Langer C, et al. Randomized phase III trial comparing irinotecan/cisplatin with etoposide/

cisplatin in patients with previously untreated extensive-stage disease small-cell lime cancer. J Clin Oncol. 2006 ; 24 : 2038-43.

3) Lara PN Jr, Natale R, Crowley J, et al. Phase III trial of irinotecan/cisplatin compared with etoposide/cisplatin in extensive-stage small-cell lung cancer : Clinical and pharmacogenomic results from SWOG S0124. J Clin Oncol. 2009 ; 27 : 2530-5.

4) Zatloukal P, Cardenal F, Szczesna A, et al. A multicenter international randomized phase III study comparing cisplatin in combination with irinotecan or etoposide in previously untreated small-cell lung cancer patients with extensive disease. Ann Oncol. 2010 ; 21 : 1810-6.

5) Kim DW, Kim HG, Kim JH, et al. Randomized phase III trial of irinotecan plus cisplatin versus etoposide plus cisplatin in chemotherapy-naïve Korean patients with extensive-disease small cell lung cancer. Cancer Res Treat. 2019 ; 51 : 119-27.

6) Iwasa S, Morizane C, Okusaka T, et al. Cisplatin and etoposide as first-line chemotherapy for poorly differentiated neuroendocrine carcinoma of the hepatobiliary tract and pancreas. Jpn J Clin Oncol. 2010 ; 40 : 313-8.

7) Morizane C, Machida N, Honma Y, et al. Randomized phase III study of etoposide plus cisplatin versus irinotecan plus cisplatin in advanced neuroendocrine carcinoma of the digestive system : A Japan Clinical Oncology Group study（JCOG1213). J Clin Oncol. 2022 ; 40（4_suppl): 501.

III

一次予防投与

Q10 (CQ) 頭頸部がんのがん薬物療法において，G-CSF の一次予防投与は有用か？

推奨

頭頸部がんのがん薬物療法において，G-CSF の一次予防投与を行わないことを弱く推奨する

推奨の強さ：2（弱い）　エビデンスの強さ：D（非常に弱い）

合意率：100%（22/22 名）

解説

　頭頸部がんのがん薬物療法において，G-CSF の一次予防投与による OS 延長や FN 発症率の改善を示すエビデンスは乏しい。

1　本 CQ の背景

　頭頸部がんに対しては，フッ化ピリミジン系抗がん薬，プラチナ系抗がん薬，タキサン系抗がん薬に加え，セツキシマブ，ペムブロリズマブ，ニボルマブなどの分子標的治療薬，免疫チェックポイント阻害薬を組み合わせた様々なレジメンが用いられる。FN が生じるリスクが高いと考えられるレジメンとして，TPF 療法があり，導入化学療法として TPF 療法を用いた臨床試験では FN 発症率が 10% 前後と報告されている[1,2]。

2　アウトカムの設定

　本 CQ では，がん薬物療法を受ける頭頸部がん患者を対象に，G-CSF を一次予防投与で用いる場合と用いない場合を比較して，「全生存期間（OS）」「発熱性好中球減少症発症率（FN 発症率）」「感染による死亡率」「生活の質（QOL）」「疼痛」の 5 項目について評価した。

3　採択された論文

　本 CQ に対する文献検索の結果，PubMed 25 編，Cochrane 0 編，医中誌 28 編が抽出され，計 53 編がスクリーニング対象となった。2 回のスクリーニングを経て抽出された 2 編を対象に定性的システマティックレビューを実施した。

4 アウトカムごとのシステマティックレビュー結果

(1) 全生存期間（OS）益

　採択された文献のうち OS について評価したものは症例対照研究 1 編のみであった[3]。局所進行頭頸部がんまたは局所進行食道がんに対する TPF 療法の後ろ向き研究で，観察期間が短く，G-CSF 一次予防投与群，G-CSF 一次予防投与非実施群（対照群）とも OS 中央値は未達であったが，両群間に統計学的有意差はなかった。

エビデンスの強さ　D（非常に弱い）

(2) 発熱性好中球減少症発症率（FN 発症率）益

　症例対照研究 2 編を対象にシステマティックレビューを行った。Kawahira らの局所進行頭頸部がんまたは局所進行食道がんに対する TPF 療法の後ろ向き研究[3]では，FN 発症率は，G-CSF 一次予防投与群，対照群でそれぞれ 30.8%，29.3% であった。一方，和佐野らの局所進行頭頸部がんに対する TPF 療法の後ろ向き研究[4]では，FN 発症率は，G-CSF 一次予防投与群，対照群でそれぞれ 0%，5.0% であった。統合解析の結果，FN 発症率は G-CSF 一次予防投与群で 19.5%，対照群で 33.3%，OR は 2.056（95%CI：0.938-4.504）であり，統計学的有意差はなかった。

エビデンスの強さ　D（非常に弱い）

(3) 感染による死亡率 益

　感染による死亡率を評価した研究は抽出されなかったため，評価不能とした。

(4) 生活の質（QOL）益

　QOL を評価した研究は抽出されなかったため，評価不能とした。

(5) 疼痛 害

　疼痛を評価した研究は抽出されなかったため，評価不能とした。

5 システマティックレビューの考察・まとめ

(1) 益

　システマティックレビュー対象となった報告は症例対照研究 2 編のみであった。2 編を統合解析した結果，FN 発症率に統計学的有意差はなく，G-CSF 一次予防投与による明確な益はないと考えられた。

(2) 害

　G-CSF 投与による有害事象に関する報告はなく，害は評価不能であった。

(3) 患者の価値観・好み

　患者の価値観・好みについて，エビデンスに基づく評価はできていないが，FN 発症率を低減させるなどの望ましい効果や，疼痛などの望ましくない効果の受け止め方にはばらつきがあり得ることを考慮した。

(4) コスト・資源

コスト・資源について，エビデンスに基づく評価はできていないが，G-CSF 使用によってコストがかかることを考慮し，G-CSF 使用によって得られる益が，コストや資源に見合ったものであるかどうかも含めて検討した。

(5) まとめ

頭頸部がんのがん薬物療法において G-CSF の一次予防投与によって，OS や FN 発症率などの益を支持するエビデンスは乏しく，害は評価不能であったが，本対象集団に対する G-CSF の一次予防投与の有用性は乏しいと考えられる。

6 推奨決定会議における協議と投票の結果

推奨決定会議に参加したワーキンググループ委員は 22 名（医師 20 名，看護師 1 名，薬剤師 1 名）であった。委員からの事前申告に基づき経済的 COI・アカデミック COI による推奨決定への影響はないと判断された。

システマティックレビューレポートに基づいて，推奨草案「頭頸部がんのがん薬物療法において，G-CSF の一次予防投与を行わないことを弱く推奨する」が提示され，推奨決定の協議と投票の結果，22 名中 22 名が原案に賛同し合意形成に至った。

7 今後の研究課題

局所進行頭頸部がんに対して喉頭温存を目的とした導入化学療法として TPF 療法が実施される場合が多いが，これまで TPF 療法の有用性を検証した臨床試験ではキノロン系抗菌薬を予防投与することで FN 発症の抑制が図られている[1,2]。予防的抗菌薬投与に加え，G-CSF 一次予防投与によって有用な効果が得られるか今後の報告が待たれる。

参考文献

1) Pointreau Y, Garaud P, Chapet S, et al. Randomized trial of induction chemotherapy with cisplatin and 5-fluoro-uracil with or without docetaxel for larynx preservation. J Natl Cancer Inst. 2009；101：498-506.
2) Hitt R, Grau JJ, López-Pousa A, et al. A randomized phase III trial comparing induction chemotherapy followed by chemoradiotherapy versus chemoradiotherapy alone as treatment of unresectable head and neck cancer. Ann Oncol. 2014；25：216-25.
3) Kawahira M, Yokota T, Hamauchi S, et al. Primary prophylactic granulocyte colony-stimulating factor according to ASCO guidelines has no preventive effect on febrile neutropenia in patients treated with docetaxel, cisplatin, and 5-fluorouracil chemotherapy. Int J Clin Oncol. 2018；23：1189-95.
4) 和佐野浩一郎，川崎泰士，平賀良彦，他．頭頸部癌に対する TPF 療法における発熱性好中球減少症　ペグフィルグラスチム導入前後の比較．耳鼻臨床．2017；110：287-93.

Q11 （CQ） 卵巣がんのがん薬物療法において，G-CSF の一次予防投与は有用か？

推奨

卵巣がんのがん薬物療法において，G-CSF の一次予防投与を行わないことを弱く推奨する

推奨の強さ：2（弱い）　エビデンスの強さ：D（非常に弱い）

合意率：95.5%（21/22 名）

解説

　卵巣がんのがん薬物療法において，G-CSF の一次予防投与により，FN の発症率が低下する傾向は認めるものの，感染による死亡率を減少させるか否かは不明確で，OS に影響を及ぼす可能性は低く，G-CSF の一次予防投与を行わないことを弱く推奨する。

1　本 CQ の背景

　卵巣がんの主な転移様式は腹膜播種であり，比較的早期から転移性病態を認めるため，進行期を問わずがん薬物療法の対象となることが多い。卵巣がんに対しては，プラチナ系抗がん薬やタキサン系抗がん薬などが用いられる。FN 発症リスクが高いと考えられるレジメンは少なく，実地診療で G-CSF の一次予防投与はほとんど行われていない。卵巣がんのがん薬物療法として，PARP 阻害薬などの分子標的治療薬が使用されるようになり，免疫チェックポイント阻害薬や抗体薬物複合体（antibody-drug conjugate；ADC）など新しいがん薬物療法の開発も進み，治療パラダイムが大きく変換しつつあり，今後，G-CSF 一次予防投与の有用性をエビデンスに基づいて検討することが重要である。

2　アウトカムの設定

　本 CQ では，がん薬物療法を受ける卵巣がん患者を対象に，G-CSF を一次予防投与で用いる場合と用いない場合を比較して，「全生存期間（OS）」「発熱性好中球減少症発症率（FN 発症率）」「感染による死亡率」「生活の質（QOL）」「疼痛」の 5 項目について評価した。

3　採択された論文

　本 CQ に対する文献検索の結果，PubMed 72 編，Cochrane 0 編，医中誌 25 編が抽出され，これにハンドサーチ 4 編を加えた計 101 編がスクリーニング対象となった。2 回のスクリーニングを経て抽出された 10 編を対象に定性的システマティックレビューを実施した。

4 アウトカムごとのシステマティックレビュー結果

(1) 全生存期間（OS）益

　OS に関するコホート研究が 4 編抽出された[1-4]。しかしそのうち 2 編は対照群の設定が本 CQ とは相違があった[1,4]。対照群の設定が適切であった 2 編の論文のうち，Poonawalla らによる研究では G-CSF 一次予防投与群において OS の延長が認められた（HR 0.81, $p=0.0005$）[2]が，Matsui らによる研究では G-CSF 一次予防投与による OS の延長は認められなかった（log rank $p=0.64$）[3]。これらの論文に対して定性的システマティックレビューを行ったところ，G-CSF の一次予防投与が OS に影響を及ぼす可能性は低いと考えられた。

エビデンスの強さ　D（非常に弱い）

(2) 発熱性好中球減少症発症率（FN 発症率）益

　FN 発症率に関する非盲検化 RCT が 1 編，コホート研究が 7 編抽出された[3-10]。しかし RCT および 3 編のコホート研究において，対照群の設定が不適切であった[4-7]。対照群との比較が行われた 4 編のコホート研究のうち，Matsui らによる研究では，G-CSF 一次予防投与群においてむしろ FN が高率に発症し（15.8% vs. 9.0%, $p=0.29$）[3]，残りの 3 編では，統計学的な有意差は示されないものの一次予防投与群において FN の発症頻度が低下したと報告されている[8-10]。これらの論文に対して定性的システマティックレビューを行ったところ，G-CSF の一次予防投与により FN 発症率は低くなる傾向が認められた。

エビデンスの強さ　D（非常に弱い）

(3) 感染による死亡率 益

　感染による死亡を評価した研究は抽出されなかったため，評価不能とした。

(4) 生活の質（QOL）益

　生活の質を評価した研究は抽出されなかったため，評価不能とした。

(5) 疼痛 害

　疼痛に関する研究として非盲検化 RCT が 1 編，コホート研究が 1 編抽出された[1,5]。疼痛の発生率について RCT では 43% から 74%，コホート研究では 6% と報告されていたが，いずれも対照群が本 CQ の設定とは異なっており，G-CSF の一次予防投与による影響については，結果の解釈に注意が必要と考えられた。

エビデンスの強さ　D（非常に弱い）

5 システマティックレビューの考察・まとめ

(1) 益

　がん薬物療法を受ける卵巣がん患者に対する G-CSF 一次予防投与により，FN 発症率は低下傾向がみられたが，OS の改善は限定的であった。感染による死亡率や QOL については文献抽出されなかったため評価不能であった。

（2）害

　疼痛の発症状況に関する論文は2編抽出されたのみであり，評価は不十分であった。

（3）患者の価値観・好み

　患者の価値観・好みについて，エビデンスに基づく評価はできていないが，FN発症率を低減させるなどの望ましい効果や，疼痛などの望ましくない効果の受け止め方にはばらつきがあり得ることを考慮した。

（4）コスト・資源

　コスト・資源について，エビデンスに基づく評価はできていないが，G-CSF使用によってコストがかかることを考慮し，G-CSF使用によって得られる益が，コストや資源に見合ったものであるかどうかも含めて検討した。

（5）まとめ

　がん薬物療法を受ける卵巣がん患者に対するG-CSF一次予防投与の有用性は乏しいと考えられる。

6　推奨決定会議における協議と投票の結果

　推奨決定会議に参加したワーキンググループ委員は22名（医師20名，看護師1名，薬剤師1名）であった。委員からの事前申告に基づき，経済的COI・アカデミックCOIによる推奨決定への影響はないと判断された。

　システマティックレビューレポートに基づいて，推奨草案「卵巣がんのがん薬物療法において，G-CSFの一次予防投与を行わないことを弱く推奨する」が提示され，推奨決定の協議と投票の結果，22名中21名が原案に賛同し合意形成に至った。

参考文献

1) Kohn EC, Sarosy G, Bicher A, et al. Dose-intense taxol：High Response Rate in Patients With Platinum-Resistant Recurrent Ovarian Cancer. J Natl Cancer Inst. 1994；86：18-24.

2) Poonawalla IB, Piller LB, Lairson DR, et al. Impact of hematopoietic growth factors on blood transfusion needs, incidence of neutropenia, and overall survival among elderly advanced ovarian cancer patients treated with chemotherapy. Int J Gynecol Cancer. 2016；26：95-103.

3) Matsui K, Mori T, Sawada M, et al. Evaluation of primary prophylaxis with granulocyte colony-stimulating factor for epithelial ovarian cancer. Eur J Gynecol Oncol. 2014；35：48-51.

4) Vergote I, Debruyne P, Kridelka F, et al. Phase II study of weekly paclitaxel/carboplatin in combination with prophylactic G-CSF in the treatment of gynecologic cancers：A study in 108 patients by Belgian Gynaecological Oncology Group. Gynecol Oncol. 2015；138：278-84.

5) Li L, Ma S, Wu M, et al. The prophylactic effects of long-acting granulocyte colony-stimulating factor for febrile neutropenia in newly diagnosed patients with epithelia ovarian cancer：a randomised controlled study. BMJ Support Palliat Care. 2019；9：373-80.

6) Link CJ, Bicher A, Kohn EC, et al. Flexible granulocyte colony-stimulating factor dosing in ovarian cancer patients who receive dose-intense taxol therapy. Blood. 1994；83：1188-92.

7) Bicher A, Kohn E, Sarosy G, et al. The absence of cumulative bone marrow toxicity in patinets with recurrent adenocarcinoma of the ovary receiving dose-intense taxol and granulocyte colony stimulating factor. Anticancer

Drugs. 1993 ; 4 : 141-8.

8) Krzemieniecki K, Sevelda P, Erdkamp F, et al. Neutropenia management and granulocyte colony-stimulating factor use in patients with solid tumors receiving myelotoxic chemotherapy—findings from clinical practice. Support Care Cancer. 2014 ; 22 : 667-77.

9) Kawashima M, Kondo H. Comparison of therapeutic G-CSF cycles and prophylactic G-CSF cycles in patients receiving paclitaxel and carboplatin combination chemotherapy for ovarian cancer ; A retrospective study report. J Rural Med. 2014 ; 9 : 86-9.

10) Julius JM, Hammerstrom A, Wei C, et al. Defining the impact of the use of granulocyte colony stimulating factors on the incidence of chemotherapy-induced neutropenia in patients with gynecologic malignancies. J Oncol Pharm Pract. 2017 ; 23 : 121-7.

Q12 （FQ）　子宮頸がんのがん薬物療法において，G-CSF の一次予防投与は有用か？

ステートメント

子宮頸がんにおいて，G-CSF 一次予防投与の有用性は明らかではない

合意率：100%（24/24 名）

1　本 FQ の背景

　子宮頸がんのがん薬物療法として，プラチナ系抗がん薬やタキサン系抗がん薬などが用いられる。子宮頸がんを対象とするがん薬物療法で FN 発症率が 20% を超えるものはなく，実地診療で G-CSF の一次予防投与はほとんど行われていない。

2　解説

　本 Question は当初 CQ として，がん薬物療法を受ける子宮頸がん患者を対象に，G-CSF を一次予防投与で用いる場合と用いない場合を比較して，「全生存期間（OS）」「発熱性好中球減少症発症率（FN 発症率）」「感染症による死亡率」「生活の質（QOL）」「疼痛」の 5 項目をアウトカムとして設定し，システマティックレビューでの評価を試みた。文献検索の結果，PubMed 7 編，Cochrane 0 編，医中誌 2 編が抽出され，これにハンドサーチ 8 編を加えた計 17 編がスクリーニング対象となった。2 回のスクリーニングを経て 13 編を除いた 4 編が抽出された[1-3]（うち 1 編は同一研究の続報であった）。

　TC 療法（パクリタキセル＋カルボプラチン），TP 療法，パクリタキセル単剤における G-CSF 一次予防投与を検討した観察研究であったが，本 Question で設定したアウトカムについては検討されておらず，G-CSF の一次予防投与の有用性を評価することは困難であったため，本 Question を FQ に転換のうえ，ステートメントを「子宮頸がんにおいて，G-CSF 一次予防投与の有用性は明らかではない」とした。

　今後は，同時化学放射線療法を含め，分子標的治療薬を含む新規のレジメンが導入された際に，G-CSF の有用性について，質の高い臨床研究による検討が望まれる。

参考文献

1) Vergote I, Debruyne P, Kridelka F, et al. Phase II study of weekly paclitaxel/carboplatin in combination with prophylactic G-CSF in the treatment of gynecologic cancers : A study in 108 patients by the Belgian Gynaecological Oncology Group. Gynecol Oncol. 2015 ; 138 : 278-84.

2) Papadimitriou CA, Sarris K, Moulopoulos LA, et al. Phase II trial of paclitaxel and cisplatin in metastatic and recurrent carcinoma of the uterine cervix. J Clin Oncol. 1999 ; 17 : 761-6.

3) Kudelka AP, Winn R, Edwards CL, et al. Activity of paclitaxel in advanced or recurrent squamous cell cancer of the cervix. Clin Cancer Res. 1996 ; 2 : 1285-8.

Q13 (FQ) 子宮体がんのがん薬物療法において，G-CSFの一次予防投与は有用か？

ステートメント

子宮体がんにおいて，G-CSF一次予防投与の有用性は明らかではない

合意率：100%（24/24名）

1 本FQの背景

　子宮体がんのがん薬物療法として，プラチナ系抗がん薬（シスプラチン，カルボプラチン），アントラサイクリン系抗がん薬（アドリアマイシン），タキサン系抗がん薬（パクリタキセル，ドセタキセル）の中から2ないし3つの薬剤を組み合わせたレジメン［AP療法，TC療法（パクリタキセル＋カルボプラチン），DP療法，DC療法，CAP療法など］が主に用いられている。子宮体がんを対象とするがん薬物療法でFN発症率が20％を超えるものはなく，実地診療でG-CSFの一次予防投与はほとんど行われていない。

2 解説

　本Questionは当初CQとして，がん薬物療法を受ける子宮体がん患者を対象に，G-CSFを一次予防投与で用いる場合と用いない場合を比較して，「全生存期間（OS）」「発熱性好中球減少症発症率（FN発症率）」「感染症による死亡率」「生活の質（QOL）」「疼痛」の5項目をアウトカムとして設定し，システマティックレビューでの評価を試みた。文献検索の結果，PubMed 7編，Cochrane 0編，医中誌7編が抽出され，スクリーニング対象となった。2回のスクリーニングを経て観察研究2編，RCT 1編（他がん種を含めて100例のRCTであるが，子宮体がんは8例のみ）の3編が抽出された[1-3]。

　これら3編の報告はいずれもレジメンが日本で一般的に用いられているTC療法，DP療法，AP療法などとは異なっており，システマティックレビューのエビデンスとしては不適当と考えられたため，本QuestionはFQに転換のうえ，ステートメントを「子宮体がんにおいて，G-CSF一次予防投与の有用性は明らかではない」とした。

　今後は分子標的治療薬を含めて，新たなレジメンが導入された際に，G-CSFの有用性について，質の高い臨床研究による検討が望まれる。

参考文献

1) Nagao S, Nishikawa T, Hanaoka T, et al. Feasibility study of combination chemotherapy with paclitaxel, doxorubicin and cisplatin without prophylactic granulocyte colony-stimulating factor injection for intermediate-to-high risk or recurrent endometrial cancer. Jpn J Clin Oncol. 2014；44：1040-4.

2) Papadimitriou CA, Bafaloukos D, Bozas G, et al. Paclitaxel, epirubicin, and carboplatin in advanced or recurrent endometrial carcinoma：a Hellenic Co-operative Oncology Group（HeCOG）study. Gynecol Oncol. 2008；110：87-92.

3) Gebbia V, Valenza R, Testa A, et al. A prospective randomized trial of thymopentin versus granulocyte--colony stimulating factor with or without thymopentin in the prevention of febrile episodes in cancer patients undergoing highly cytotoxic chemotherapy. Anticancer Res. 1994 ; 14 : 731-4.

Ⅲ

一次予防投与

Q14 (CQ) 前立腺がんのがん薬物療法において，G-CSF の一次予防投与は有用か？

推 奨

前立腺がんのがん薬物療法*において，G-CSF の一次予防投与を行うことを弱く推奨する

*該当するレジメンは，カバジタキセル

推奨の強さ：2（弱い）　エビデンスの強さ：C（弱）

合意率：91.3%（21/23 名）

解 説

　前立腺がんに対するカバジタキセル投与の際の G-CSF の一次予防投与について，OS，感染による死亡率，QOL の評価は困難であったが，FN 発症率を低下させる可能性が示唆され，害に関するエビデンスは明確ではないことから，G-CSF の一次予防投与を行うことを弱く推奨する。

1 本 CQ の背景

　転移性去勢抵抗性前立腺がんに対する治療は，新規アンドロゲン受容体シグナル阻害薬やタキサン系抗がん薬を中心とした治療が行われる。一次化学療法としてはドセタキセルが用いられ，カバジタキセルはドセタキセル抵抗性となった症例を対象に有効性が示されている。ドセタキセルの FN 発症率は国際第Ⅲ相試験で 3%[1]，日本での第Ⅱ相試験では 16.3%[2]であったのに対し，カバジタキセルでは，G-CSF の一次予防投与が用いられなかった国際第Ⅲ相試験で 9%[3]，日本での第Ⅰ相試験では 54.5%[4]と高い頻度であった。また，日本においては，発売後 3 カ月で 208 例に使用された段階で 35 例（16.8%）に FN を認め，5 例の死亡例が含まれていたことから，FN のリスク因子を有する患者においては G-CSF の一次予防を考慮するように添付文書が改訂されるに至った[5]。このような経緯もあり，現在日本の実地医療においては G-CSF の一次予防投与が行われていると考えられる。また，近年行われた臨床試験でドセタキセルおよび新規アンドロゲン受容体シグナル阻害薬抵抗性前立腺がんに対してカバジタキセルの有効性が示されたが，カバジタキセル投与の際には G-CSF 一次予防投与の使用が必須とされていた[6]。

　NCCN ガイドラインではカバジタキセルは FN 発症率 10〜20%のレジメンに分類されている。欧州における EAU-EANM-ESTRO-ESUR-ISUP-SIOG ガイドライン（前立腺がん）ではカバジタキセル投与の際に G-CSF の一次予防投与を用いることが推奨されている。日本における前立腺癌診療ガイドラインにおいてもカバジタキセルに G-CSF の一次予防投与を用いることが推奨されている[7]。

2 アウトカムの設定

本 CQ では，がん薬物療法を受ける前立腺がん患者を対象に，G-CSF を一次予防投与で用いる場合と用いない場合を比較して，「全生存期間（OS）」「発熱性好中球減少症発症率（FN 発症率）」「感染による死亡率」「生活の質（QOL）」「疼痛」の 5 項目について評価した。

3 採択された論文

本 CQ に対する文献検索の結果，PubMed 28 編，Cochrane 0 編，医中誌 36 編が抽出され，計 64 編がスクリーニング対象となった。2 回のスクリーニングを経て抽出された 9 編を対象に定性的システマティックレビューを行った。

4 アウトカムごとのシステマティックレビュー結果

(1) 全生存期間（OS）益

OS は，RCT 1 編[8]，コホート研究 1 編[9]，症例観察研究 1 編[10]で評価されていた。しかし，いずれの研究も G-CSF 一次予防投与の有無での比較はされておらず，評価は困難であった。

エビデンスの強さ　D（非常に弱い）

(2) 発熱性好中球減少症発症率（FN 発症率）益

FN 発症率は，準 RCT 2 編[5,11]，コホート研究 2 編[9,12]，観察研究 4 編[10,13-15]で評価されていた。準 RCT 2 編は第 I 相試験で，G-CSF 一次予防投与の有無で比較されておらず，バイアスリスクは高いと考えられた。コホート研究 2 編，観察研究 4 編（うち 3 編がカバジタキセル，1 編がドセタキセル）において G-CSF を一次予防投与で用いることにより FN 発症率を 8～44.4％から 1.8～29.1％に低下させる可能性が示唆された。

エビデンスの強さ　C（弱）

(3) 感染による死亡率 益

感染による死亡率は，コホート研究 1 編[9]のみで評価されていた。カバジタキセルが投与された 660 例中 15 例（2.3％）に治療関連死を認め，うち 7 例で G-CSF 一次予防投与が行われていたが，G-CSF 一次予防投与の有無で比較検討されていないため，評価は困難であった。

エビデンスの強さ　D（非常に弱い）

(4) 生活の質（QOL）益

QOL は，コホート研究 1 編[12]のみで評価されていた。本研究では，G-CSF 一次予防が 79.5％の症例で実施されており，カバジタキセル投与により QOL の改善傾向が示唆された。しかし，本研究では G-CSF 一次予防投与の有無で QOL を比較しておらず，評価は困難であった。

エビデンスの強さ　D（非常に弱い）

(5) 疼痛 害

疼痛は，コホート研究 1 編[12]，観察研究 1 編[10]で評価されていた。32 例中 27 例（84.3%）で G-CSF 一次予防投与が用いられた観察研究では，2 例（6.2%）に背部痛を認めた[10]。しかし，これらの研究では，G-CSF 一次予防投与の有無で疼痛を比較しておらず，評価は困難であった。

エビデンスの強さ D（非常に弱い）

5 システマティックレビューの考察・まとめ

(1) 益

がん薬物療法を受ける前立腺がん患者を対象として G-CSF 一次予防投与の有無に割り付けた RCT は存在せず，後ろ向き研究でも，OS，感染による死亡率，QOL については，G-CSF 一次予防投与の有無で比較されておらず，本 CQ に対する評価は困難であった。FN 発症率については，後ろ向きコホートおよび観察研究で，ドセタキセルもしくはカバジタキセル投与の際の G-CSF 一次予防投与により FN 発症率を低下させる可能性が示唆された。

(2) 害

疼痛に関しては，G-CSF 投与の有無で比較されていないため，評価は困難であった。

(3) 患者の価値観・好み

患者の価値観・好みについて，エビデンスに基づく評価はできていないが，FN 発症率を低減させるなどの望ましい効果や，疼痛などの望ましくない効果の受け止め方にはばらつきがあり得ることを考慮した。

(4) コスト・資源

コスト・資源について，エビデンスに基づく評価はできていないが，G-CSF 使用によってコストがかかることを考慮し，G-CSF 使用によって得られる益が，コストや資源に見合ったものであるかどうかも含めて検討した。

(5) まとめ

本 CQ では 9 編の論文がシステマティックレビューの対象になったが，RCT は 1 編のみであり，その論文も試験デザインが本 CQ とは合致していなかった。本 CQ に設定されたアウトカムのうち，FN 発症率については G-CSF 一次予防投与によって低下する可能性が示唆され，害に関するエビデンスは明確ではないことから，益が害を上回ると考えられた。カバジタキセルは日本人を対象としたコホート研究で FN 発症率が 50% を超えるというデータがあること[4]，現在行われているカバジタキセルに関する臨床試験では，G-CSF の一次予防投与が必須とされていることも考慮し，カバジタキセル投与時には G-CSF 一次予防投与を行うことを弱く推奨する。エビデンスの強さは FN 発症率に関しては C（弱）であり，その他のアウトカムに関しては D（非常に弱い）であったが，アウトカム全体でみるとエビデンスの強さは C（弱）と判断した。また，ドセタキセルに関しては，小規模の後ろ向き観察研究 1 編で FN 発症率の低下が示されていたが，エビデンスは非常に弱いと考え，本 CQ の該当するレジメンは，カバジタキセルとした。

推奨決定会議に参加したワーキンググループ委員は 23 名（医師 21 名，看護師 1 名，薬剤師 1 名）であった。委員からの事前申告に基づき，経済的 COI・アカデミック COI による推奨決定への影響はないと判断された。

システマティックレビューレポートに基づいて，推奨草案「前立腺がんのがん薬物療法において，G-CSF の一次予防投与を行うことを弱く推奨する」が提示された。ただし，評価可能なレジメンがカバジタキセルだけであったことから，「該当するレジメンは，カバジタキセル」という注釈をつけた。推奨決定の協議と投票の結果，23 名中 21 名が原案に賛同し合意形成に至った。

7 今後の研究課題

システマティックレビューでは前立腺がんのがん薬物療法において，G-CSF の一次予防投与は有用性に関する明確なエビデンスは得られなかった。一方で 2021 年には転移性内分泌感受性前立腺がんへのドセタキセルが保険適用になっており，同治療への G-CSF 一次予防投与の有用性について今後明らかにしていく必要がある。

参考文献

1) Tannock IF, de Wit R, Berry WR, et al. Docetaxel plus prednisone or mitoxantrone plus prednisone for advanced prostate cancer. N Engl J Med. 2004；351：1502-12.

2) Naito S, Tsukamoto T, Koga H, et al. Docetaxel plus prednisolone for the treatment of metastatic hormone-refractory prostate cancer：a multicenter Phase Ⅱ trial in Japan. Jpn J Clin Oncol. 2008；38：365-72.

3) de Bono JS, Oudard S, Ozguroglu M, et al. Prednisone plus cabazitaxel or mitoxantrone for metastatic castration-resistant prostate cancer progressing after docetaxel treatment：a randomised open-label trial. Lancet. 2010；376：1147-54.

4) Nozawa M, Mukai H, Takahashi S, et al. Japanese phase Ⅰ study of cabazitaxel in metastatic castration-resistant prostate cancer. Int J Clin Oncol. 2015；20：1026-34.

5) ジェブタナ®点滴静注 60 mg の適正使用に関するお知らせ．https://www.pmda.go.jp/files/000143619.pdf

6) de Wit R, de Bono J, Sternberg CN, et al. Cabazitaxel versus Abiraterone or Enzalutamide in Metastatic Prostate Cancer. N Engl J Med. 2019；381：2506-18.

7) 日本泌尿器科学会編．前立腺癌診療ガイドライン 2016 年版．メディカルレビュー社，2016.

8) Meisel A, von Felten S, Vogt DR, et al. Severe neutropenia during cabazitaxel treatment is associated with survival benefit in men with metastatic castration-resistant prostate cancer（mCRPC）：A post-hoc analysis of the TROPIC phase Ⅲ trial. Eur J Cancer. 2016；56：93-100.

9) Suzuki K, Matsubara N, Kazama H, et al. Safety and efficacy of cabazitaxel in 660 patients with metastatic castration-resistant prostate cancer in real-world settings：results of a Japanese post-marketing surveillance study. Jpn J Clin Oncol. 2019；49：1157-63.

10) Di Lorenzo G, D'Aniello C, Buonerba C, et al. Peg-filgrastim and cabazitaxel in prostate cancer patients. Anticancer Drugs. 2013；24：84-9.

11) Kosaka T, Uemura H, Sumitomo M, et al. Impact of pegfilgrastim as primary prophylaxis for metastatic castration-resistant prostate cancer patients undergoing cabazitaxel treatment：an open-label study in Japan. Jpn J Clin Oncol. 2019；49：766-71.

12) Bahl A, Masson S, Malik Z, et al. Final quality of life and safety data for patients with metastatic castration-resistant prostate cancer treated with cabazitaxel in the UK Early Access Programme（EAP）（NCT01254279）. BJU Int. 2015；116：880-7.

13) 高武嘉道，鶴﨑泰史，藤田強記，他．去勢抵抗性前立腺がんドセタキセル療法におけるペグフィルグラスチム一次

予防投与の有用性. 癌と化療. 2019；46：1721-5.

14) Heidenreich A, Bracarda S, Mason M, et al. Safety of cabazitaxel in senior adults with metastatic castration-resistant prostate cancer：results of the European compassionate-use programme. Eur J Cancer. 2014；50：1090-9.

15) 吾妻慧一, 川上和宜, 湯浅　健, 他. Cabazitaxel 治療における Pegfilgrastim の予防的投与の安全性. 癌と化療. 2018；45：1737-42.

Q15 (FQ) 非円形細胞軟部肉腫のがん薬物療法において，G-CSF の一次予防投与は有用か？

ステートメント

非円形細胞軟部肉腫において，G-CSF 一次予防投与の有用性は明らかではない

合意率：100%（24/24 名）

1 本 FQ の背景

　非円形細胞軟部肉腫は円形細胞軟部肉腫である横紋筋肉腫，骨外性 Ewing 肉腫，CIC 遺伝子再構成肉腫などを除いた軟部肉腫の総称であり，全身のあらゆる軟部組織に発生しうる悪性腫瘍である。軟部肉腫の発生数は悪性腫瘍全体の 1%程度とされており，希少がんの 1 つである。わが国の全国骨・軟部腫瘍登録では年間 1,500 例前後の発生が報告されている[1]。好発年齢は 40〜70 歳であるが，小児から高齢者まで幅広い年齢に発生する。

　非円形細胞軟部肉腫に対しては，アントラサイクリン系抗がん薬やアルキル化薬などを中心とした様々なレジメンが用いられ，骨髄抑制のリスクを有するものが多い。

　ASCO ガイドライン，ESMO ガイドライン 2010 年版，NCCN ガイドラインには，非円形細胞軟部肉腫に限定した記載はなく，G-CSF 一次予防投与は，FN 発症率が 20%以上の場合に推奨されると記載されている[2-4]。FN 発症リスクが 20%を超えるレジメンとして，ESMO ガイドライン 2010 年版には，AI 療法および MAID 療法[3]が，NCCN ガイドラインには両者に加え，ドキソルビシン単剤が記載されている[4]。

2 解説

　本 Question は当初 CQ として，小児を除く，がん薬物療法を受ける非円形細胞軟部肉腫患者を対象に，G-CSF を一次予防投与で用いる場合と用いない場合を比較して，「全生存期間（OS）」「発熱性好中球減少症発症率（FN 発症率）」「感染による死亡率」「生活の質（QOL）」「疼痛」の 5 項目をアウトカムとして設定し，システマティックレビューでの評価を試みた。文献検索の結果，PubMed 53 編，Cochrane 0 編，医中誌 28 編が抽出され，計 81 編がスクリーニング対象となった。2 回のスクリーニングを経た結果，システマティックレビューの対象となる文献は 1 編であった。

　本文献では，MAID 療法を受ける肉腫患者 48 例が，レノグラスチム一次予防投与の有無にランダムに割り付けられた[5]。OS に関する記載はなく，FN 発症率は投与あり群で 23%に対し，投与なし群で 58%であり，両群間に有意差を認めた（$p=0.02$）。感染による死亡率については，両群ともに有害事象関連死がみられなかった。QOL に関する記載はなく，疼痛（骨痛）は 1 サイクル目のみ比較されており，投与あり群で 23%，投与なし群で 3%であり，投与あり群で頻度が高い傾向がみられた（$p=0.06$）。

　最終的に今回のシステマティックレビューの結果をもとに，本 Question のアウトカムを直接的に評価することは困難であり，また，MAID 療法は現在わが国の実地診療において用いられる機会が限定

的となっていることから，本 Question を FQ に転換のうえ，ステートメントを「非円形細胞軟部肉腫において，G-CSF 一次予防投与の有用性は明らかではない」とした。

　現在，非円形細胞軟部肉腫に対しては，アントラサイクリン系抗がん薬やアルキル化薬，マルチチロシンキナーゼ阻害薬などを中心に様々なレジメンが用いられるが，最も FN 発症のリスクが高いレジメンは，AI 療法である。AI 療法は進行期患者を対象とした臨床試験で FN 発症率 46%[6]，周術期患者を対象とした臨床試験で FN 発症率 18〜36%[7,8] と報告されている。実地診療では，上記 FN 発症率を鑑み，AI 療法の際に G-CSF の一次予防投与が広く行われている。

参考文献

1) Ogura K, Higashi T, Kawai A. Statistics of soft-tissue sarcoma in Japan：Report from the Bone and Soft Tissue Tumor Registry in Japan. J Orthop Sci. 2017；22：755-64.
2) Smith TJ, Bohlke K, Lyman GH, et al, American Society of Clinical Oncology. Recommendations for the Use of WBC Growth Factors：American Society of Clinical Oncology Clinical Practice Guideline Update. J Clin Oncol. 2015；33：3199-212.
3) Crawford J, Caserta C, Roila F, ESMO Guidelines Working Group. Hematopoietic growth factors：ESMO Clinical Practice Guidelines for the applications. Ann Oncol. 2010；21 Suppl 5：v248-51.
4) NCCN Clinical Practice Guidelines in Oncology. Hematopoietic Growth Factors Version 1. 2022.
5) Bui BN, Chevallier B, Chevreau C, et al. Efficacy of lenograstim on hematologic tolerance to MAID chemotherapy in patients with advanced soft tissue sarcoma and consequences on treatment dose-intensity. J Clin Oncol. 1995；13：2629-36.
6) Judson I, Verweij J, Gelderblom H, et al. Doxorubicin alone versus intensified doxorubicin plus ifosfamide for first-line treatment of advanced or metastatic soft-tissue sarcoma：a randomised controlled phase 3 trial. Lancet Oncol. 2014；15：415-23.
7) Tanaka K, Mizusawa J, Fukuda H, et al. Perioperative chemotherapy with ifosfamide and doxorubicin for high-grade soft tissue sarcomas in the extremities（JCOG0304）. Jpn J Clin Oncol. 2015；45：555-61.
8) Tanaka K, Machida R, Kawai A, et al. Perioperative Adriamycin plus ifosfamide vs. gemcitabine plus docetaxel for high-risk soft tissue sarcomas：randomised, phase Ⅱ/Ⅲ study JCOG1306. Br J Cancer. 2022；Online ahead of print.

Q16 (FQ) 骨肉腫のがん薬物療法において，G-CSF の一次予防投与は有用か？

ステートメント

小児を除く骨肉腫において，G-CSF 一次予防投与の有用性は明らかではない

合意率：100%（23/23 名）

1 本 FQ の背景

骨肉腫は希少がんの 1 つであるが，原発性悪性骨腫瘍の中では最も発生頻度が高く，その約 20% を占める。わが国の全国骨・軟部腫瘍登録では年間約 200 例前後の発生が報告されており，好発年齢は 10 代であるが，20 歳以上も約 50% を占める[1]。好発部位は長管骨の骨幹端であり，大腿骨遠位，脛骨近位，上腕骨近位の順に多い。

骨肉腫に対しては，メトトレキサート，ドキソルビシン，シスプラチンを中心としたレジメンが用いられ，骨髄抑制のリスクが高いことが知られている[2]。

ASCO ガイドライン，ESMO ガイドライン 2010 年版，NCCN のガイドラインには，骨肉腫に限定した記載はなく，一次予防投与は，FN 発症率が 20% 以上の場合に推奨されている[3-5]。NCCN のガイドラインには，FN 発症リスクが 20% を超えるレジメンとして，AP 療法が記載されている。

2 解説

本 Question は当初 CQ として，小児を除く，がん薬物療法を受ける骨肉腫患者を対象に，G-CSF を一次予防投与で用いる場合と用いない場合を比較して，「全生存期間（OS）」「発熱性好中球減少症発症率（FN 発症率）」「感染による死亡率」「生活の質（QOL）」「疼痛」の 5 項目をアウトカムとして設定し，システマティックレビューでの評価を試みた。文献検索の結果，PubMed 40 編，Cochrane 0 編，医中誌 12 編が抽出され，ハンドサーチによる文献 1 編を加えた計 53 編がスクリーニング対象となった。2 回のスクリーニングを経て，システマティックレビューの対象となる文献が抽出されなかったため，本 Question を FQ に転換のうえ，ステートメントを「小児を除く骨肉腫において，G-CSF 一次予防投与の有用性は明らかではない」とした。

現在，骨肉腫に対しては，メトトレキサート，ドキソルビシン，シスプラチンを用いた多剤併用療法が用いられるが，FN 発症のリスクが高いレジメンは，AP 療法であり，臨床試験における FN 発症率は 50% と報告されている[6]。実地診療では，上記 FN 発症率を鑑み，AP 療法の際に G-CSF の一次予防投与は広く行われており，治療開発も G-CSF の一次予防投与を前提として計画されているものが主流となっている。

参考文献

1) Ogura K, Higashi T, Kawai A. Statistics of bone sarcoma in Japan：Report from the Bone and Soft Tissue Tumor

Registry in Japan. J Orthop Sci. 2017 ; 22 : 133-43.

2) Iwamoto Y, Tanaka K, Isu K, et al. Multiinstitutional phase Ⅱ study of neoadjuvant chemotherapy for osteosarcoma (NECO study) in Japan : NECO-93J and NECO-95J. J Orthop Sci. 2009 ; 14 : 397-404.

3) Smith TJ, Bohlke K, Lyman GH, et al, American Society of Clinical Oncology. Recommendations for the Use of WBC Growth Factors : American Society of Clinical Oncology Clinical Practice Guideline Update. J Clin Oncol. 2015 ; 33 : 3199-212.

4) Crawford J, Caserta C, Roila F, ESMO Guidelines Working Group. Hematopoietic growth factors : ESMO Clinical Practice Guidelines for the applications. Ann Oncol. 2010 ; 21 Suppl 5 : v248-51.

5) NCCN Clinical Practice Guidelines in Oncology. Hematopoietic Growth Factors Version 1. 2022.

6) Marina NM, Smeland S, Bielack SS, et al. Comparison of MAPIE versus MAP in patients with a poor response to preoperative chemotherapy for newly diagnosed high-grade osteosarcoma (EURAMOS-1) : an open-label, international, randomised controlled trial. Lancet Oncol. 2016 ; 17 : 1396-408.

横紋筋肉腫のがん薬物療法において，G-CSF の一次予防投与は有用か？

ステートメント

小児を除く横紋筋肉腫において，G-CSF 一次予防投与の有用性は明らかではない

合意率：100%（23/23 名）

1 本 FQ の背景

横紋筋肉腫は小児・思春期を中心に発生する悪性軟部腫瘍である。SEER のデータによると発症年齢の中央値は 16 歳，発症のピークは 10 歳未満であり，20 歳未満の発症が全体の 59％を占める[1]。小児がん全体からみると軟部肉腫の占める割合は 7％であり，その約半数を横紋筋肉腫が占める[2]。わが国では，小児で年間 50〜100 例の発症がある[3]。一方，先の SEER からのデータから，41％は 20 歳以上に発症し，20 代が最も多いものの，以降どの世代でも比較的均一に発症すると報告されている。わが国の全国骨・軟部腫瘍登録では 2006〜2012 年に 20 歳以上の成人の登録が 113 例ある[4]。

横紋筋肉腫に対しては，ビンクリスチン，アクチノマイシン D，シクロホスファミドを中心としたレジメンが用いられることが多く，骨髄抑制のリスクを有するレジメンが広く用いられている[5]。

ASCO ガイドライン，ESMO ガイドライン 2010 年版，NCCN ガイドラインには，横紋筋肉腫に限定した記載はなく，一次予防投与は，FN 発症率が 20％以上の場合に推奨されている[6-8]。

2 解説

本 Question は当初 CQ として，小児を除く，がん薬物療法を受ける横紋筋肉腫患者を対象に，G-CSF を一次予防投与で用いる場合と用いない場合を比較して，「全生存期間（OS）」「発熱性好中球減少症発症率（FN 発症率）」「感染による死亡率」「生活の質（QOL）」「疼痛」の 5 項目をアウトカムとして設定し，システマティックレビューでの評価を試みた。文献検索の結果，PubMed 13 編，Cochrane 0 編，医中誌 0 編が抽出され，計 13 編がスクリーニング対象となった。2 回のスクリーニングを経た結果，システマティックレビューの対象となる文献が抽出されなかったため，本 Question を FQ に転換のうえ，ステートメントを「小児を除く横紋筋肉腫において，G-CSF 一次予防投与の有用性は明らかではない」とした。

希少性のため成人の横紋筋肉腫の治療データは限られているが，現在，若年成人を中心に小児と同じ臨床試験の枠組みで治療開発が行われている。また成人を対象とした後ろ向き研究で，小児と同様の治療が行われた場合，小児に近い治療成績が報告されている[9]。成人と小児では年齢や好発部位，組織亜型の違いはあるが，根治目的に小児と同様の治療戦略が可能と考える場合，実地診療では小児のレジメンを用いたがん薬物療法を含む集学的治療を行うことが多い。

現在，横紋筋肉腫に対して最も頻用されるレジメンは，VAC 療法である。VAC 療法の FN 発症率は臨床試験で 85％と報告されている[10]。実地診療では，前記 FN 発症率を鑑み，VAC 療法の際に G-

CSF の一次予防投与は広く行われており，治療開発も G-CSF の一次予防投与を前提として計画されているものが多い。

参考文献

1) Sultan I, Qaddoumi I, Yaser S, et al. Comparing adult and pediatric rhabdomyosarcoma in the surveillance, epidemiology and end results program, 1973 to 2005：an analysis of 2,600 patients. J Clin Oncol. 2009；27：3391-7.

2) Martin-Giacalone BA, Weinstein PA, Plon SE, et al. Pediatric Rhabdomyosarcoma：Epidemiology and Genetic Susceptibility. J Clin Med. 2021；10：2028.

3) 日本小児血液・がん学会編．小児がん診療ガイドライン．金原出版，2016．

4) Ogura K, Higashi T, Kawai A. Statistics of soft-tissue sarcoma in Japan：Report from the Bone and Soft Tissue Tumor Registry in Japan. J Orthop Sci. 2017；22：755-64.

5) Maurer HM, Beltangady M, Gehan EA, et al. The Intergroup Rhabdomyosarcoma Study-Ⅰ. A final report. Cancer. 1988；61：209-20.

6) Smith TJ, Bohlke K, Lyman GH, et al, American Society of Clinical Oncology. Recommendations for the Use of WBC Growth Factors：American Society of Clinical Oncology Clinical Practice Guideline Update. J Clin Oncol. 2015；33：3199-212.

7) Crawford J, Caserta C, Roila F, ESMO Guidelines Working Group. Hematopoietic growth factors：ESMO Clinical Practice Guidelines for the applications. Ann Oncol. 2010；21 Suppl 5：v248-51.

8) NCCN Clinical Practice Guidelines in Oncology. Hematopoietic Growth Factors Version 1. 2022.

9) Little DJ, Ballo MT, Zagars GK, et al. Adult rhabdomyosarcoma：outcome following multimodality treatment. Cancer. 2002；95：377-88.

10) Arndt CA, Stoner JA, Hawkins DS, et al. Vincristine, actinomycin, and cyclophosphamide compared with vincristine, actinomycin, and cyclophosphamide alternating with vincristine, topotecan, and cyclophosphamide for intermediate-risk rhabdomyosarcoma：children's oncology group study D9803. J Clin Oncol. 2009；27：5182-8.

Q18 (FQ) Ewing 肉腫のがん薬物療法において，G-CSF の一次予防投与は有用か？

ステートメント

小児を除く Ewing 肉腫において，G-CSF 一次予防投与の有用性は明らかではないが，根治目的の治療時は行われることが多い

合意率：100%（25/25 名）

1 本 FQ の背景

Ewing 肉腫は骨および軟部組織のいずれにも発生し得る悪性腫瘍であり，原発性悪性骨腫瘍の中では骨肉腫，軟骨肉腫に次いで高頻度にみられる[1]。好発年齢は 10 代であり，約 60〜80%が 20 歳未満の小児や若年者に発生する。病理学的には小円形腫瘍細胞の増殖を特徴とし，*EWSR1-FLI1* などの特異的融合遺伝子を有する。

Ewing 肉腫に対しては，アントラサイクリン系抗がん薬やアルキル化薬などを中心に多剤併用療法が用いられ，骨髄抑制のリスクが高いレジメンが広く用いられている。

ASCO ガイドライン，ESMO ガイドライン 2010 年版，NCCN ガイドラインには，Ewing 肉腫に限定した記載はなく，一次予防投与は，FN 発症率が 20%以上の場合に推奨されている[2-4]。

2 解説

本 Question は当初 CQ として，小児を除く，がん薬物療法を受ける Ewing 肉腫患者を対象に，G-CSF を一次予防投与で用いる場合と用いない場合を比較して，「全生存期間（OS）」「発熱性好中球減少症発症率（FN 発症率）」「感染による死亡率」「生活の質（QOL）」「疼痛」の 5 項目をアウトカムとして設定し，システマティックレビューでの評価を試みた。文献検索の結果，PubMed 25 編，Cochrane 0 編，医中誌 5 編が抽出され，計 30 編がスクリーニング対象となった。2 回のスクリーニングを経た結果，システマティックレビューの対象となる文献は 1 編であった。

本文献は，VIDE 療法を受けた Ewing 肉腫患者 851 例を対象としたコホート研究であり，G-CSF の投与が行われた場合の FN 発症率が 60.8%，感染症発症率が 54.7%，G-CSF の投与が行われなかった場合の FN 発症率が 65.8%，感染症発症率が 61.0%と報告されているが，それぞれ有意差検定はなされていない[5]。よって，最終的に今回のシステマティックレビューの結果をもとに，本 Question のアウトカムを直接的に評価することは困難であることから，本 Question を FQ に転換のうえ，ステートメントを「小児を除く Ewing 肉腫において，G-CSF 一次予防投与の有用性は明らかではないが，根治目的の治療時は行われることが多い」とした。

現在，Ewing 肉腫に対しては，アントラサイクリン系抗がん薬やアルキル化薬，トポイソメラーゼ阻害薬などを中心とした多剤併用療法が頻用され，FN 発症のリスクが高いレジメンが広く用いられている。根治目的の治療時に選択される代表的なレジメンは VDC/IE 療法であり，G-CSF 一次予防投

与を行わない場合の FN 発症率は，49.0〜72.5％と報告されている[6,7]。実地診療では，上記 FN 発症率を鑑み，VDC/IE 療法の際に G-CSF の一次予防投与は広く行われている。また，Q34（CQ）に後述するが，限局期 Ewing 肉腫に対しては G-CSF の一次予防投与を前提に治療間隔を 3 週から 2 週に短縮した VDC/IE 療法が標準となっている。

参考文献

1) Ogura K, Higashi T, Kawai A. Statistics of bone sarcoma in Japan：Report from the Bone and Soft Tissue Tumor Registry in Japan. J Orthop Sci. 2017；22：133-43.

2) Smith TJ, Bohlke K, Lyman GH, et al, American Society of Clinical Oncology. Recommendations for the Use of WBC Growth Factors：American Society of Clinical Oncology Clinical Practice Guideline Update. J Clin Oncol. 2015；33：3199-212.

3) Crawford J, Caserta C, Roila F, ESMO Guidelines Working Group. Hematopoietic growth factors：ESMO Clinical Practice Guidelines for the applications. Ann Oncol. 2010；21 Suppl 5：v248-51.

4) NCCN Clinical Practice Guidelines in Oncology. Hematopoietic Growth Factors Version 1. 2022.

5) Juergens C, Weston C, Lewis I, et al. Safety assessment of intensive induction with vincristine, ifosfamide, doxorubicin, and etoposide（VIDE）in the treatment of Ewing tumors in the EURO-E. W. I. N. G. 99 clinical trial. Pediatr Blood Cancer. 2006；47：22-9.

6) Grier HE, Krailo MD, Tarbell NJ, et al. Addition of ifosfamide and etoposide to standard chemotherapy for Ewing's sarcoma and primitive neuroectodermal tumor of bone. N Engl J Med. 2003；348：694-701.

7) Chin M, Yokoyama R, Sumi M, et al. Multimodal treatment including standard chemotherapy with vincristine, doxorubicin, cyclophosphamide, ifosfamide, and etoposide for the Ewing sarcoma family of tumors in Japan：Results of the Japan Ewing Sarcoma Study 04. Pediatr Blood Cancer. 2020；67：e28194.

Q19 (CQ) 古典的ホジキンリンパ腫のがん薬物療法において，G-CSF の一次予防投与は有用か？

推 奨

古典的ホジキンリンパ腫のがん薬物療法*において，G-CSF の一次予防投与を行うことを弱く推奨する

*該当するレジメンは，BV-AVD 療法

推奨の強さ：2（弱い）　エビデンスの強さ：D（非常に弱い）

合意率：95.7%（22/23 名）

解 説

　古典的ホジキンリンパ腫に対して BV-AVD 療法を行う際に，G-CSF 一次予防投与によって FN 発症率を低下させることが示唆されており，BV-AVD 療法を行う際には G-CSF 一次予防投与を行うことを弱く推奨する。

1　本 CQ の背景

　古典的ホジキンリンパ腫に対しては，ABVD 療法が標準治療レジメンとして施行されている。進行期患者においては，BV-AVD 療法が，ABVD 療法と比較した第Ⅲ相 RCT（ECHELON-1）[1]の結果により標準治療となった。本ガイドライン 2013 年版 ver.5 では，ABVD 療法の FN 発症率は 3～4% と記載され，G-CSF の一次予防投与は推奨されていない。BV-AVD 療法では，ECHELON-1 試験において G-CSF 一次予防投与を行わなかった場合の FN 発症率は 19% と報告された。ECHELON-1 試験では患者登録が 75% の段階で，BV-AVD 療法群に G-CSF 一次予防投与を推奨するレターが発行された[2]。このため，ECHELON-1 試験では BV-AVD 療法群において G-CSF 一次予防投与を行った患者と行わなかった患者が混在していた。結果として BV-AVD 療法に割り付けられた患者で，579 例は G-CSF 一次予防投与未施行で，83 例は一次予防投与を受けた。FN 発症率は，G-CSF 一次予防投与未施行で 21% であったのに対し，一次予防投与を施行した患者では 11% であった。BV-AVD 療法群でプロトコール治療終了 30 日以内に 9 例中 7 例が好中球減少症に起因する事象で死亡し，これらの患者は 1 例を除いて G-CSF 一次予防投与未施行であったと報告された[2]。

　NCCN ガイドラインでは，BV-AVD 療法は FN 発症率 20% を超えるレジメンとして記載されているが，ABVD 療法中の G-CSF 投与はブレオマイシンの薬剤性肺障害の発症頻度を高めるため，ルーティンな使用は推奨されないと記載されている[3]。

2　アウトカムの設定

　本 CQ では，小児を除く，がん薬物療法を受ける古典的ホジキンリンパ腫患者を対象に，G-CSF を

一次予防投与で用いる場合と用いない場合を比較して，「全生存期間（OS）」「発熱性好中球減少症発症率（FN発症率）」「感染による死亡率」「生活の質（QOL）」「疼痛」の5項目について評価した。

3　採択された論文

本CQに対する文献検索の結果，PubMed 30編，Cochrane 1編，医中誌8編が抽出され，これにハンドサーチ2編を加えた計41編がスクリーニング対象となった。2回のスクリーニングを経て抽出された7編を対象に定性的システマティックレビューを実施した。厳密にG-CSFの一次予防投与を行った介入群を有する臨床試験は，コホート研究1編[4]のみであったため，メタアナリシスは実施しなかった。

4　アウトカムごとのシステマティックレビュー結果

（1）全生存期間（OS）益

G-CSF一次予防投与の有無によるOSを比較した研究は抽出されなかった。

本CQの設定とは異なるため結果の解釈には注意が必要であるが，OSについては以下の通りである。BV-AVD療法においては，ECHELON-1のプロトコール治療終了30日以内に9例中7例が好中球減少症に起因する事象で死亡し，これらの患者は1例を除いてG-CSF一次予防投与未施行であったと報告された[2]。ECHELON-1におけるBV-AVD療法群とABVD療法群とのOSで有意差は認めなかったが，G-CSF一次予防投与はBV-AVD療法による好中球減少に起因する事象による死亡を減らす可能性が示唆される。

エビデンスの強さ　D（非常に弱い）

（2）発熱性好中球減少症発症率（FN発症率）益

RCT 2編のうち1編[1]は，BV-AVD療法とABVD療法の第Ⅲ相試験であり，BV-AVD療法を受けた介入群662例中83例（13%），ABVD療法を受けた対照群659例中43例（7%）がG-CSF一次予防投与を受けていた。介入群でFN発症率が高かったが［RR 2.45（95%CI：1.81-3.32）］，介入群が対照群よりも血液毒性が強い治療レジメンであり，かつG-CSF一次予防投与の効果を検証するデザインではなかったため，両群の比較においてG-CSF一次予防投与によってFN発症率が改善するか否かの評価は困難であった。本CQの設定とは異なるため結果の解釈には注意が必要であるが，BV-AVD療法群におけるFN発症率は，G-CSF一次予防投与未施行の患者で21%であったのに対し，一次予防投与を施行した患者では11%であった[1]。

エビデンスの強さ　D（非常に弱い）

（3）感染による死亡率 益

コホート研究3編のうち1編[3]が，MOPP/ABVD療法を受けた古典的ホジキンリンパ腫を対象に，フィルグラスチム投与群16例，非投与群25例を比較していた。感染症による死亡率は，介入群（フィルグラスチム投与群）では0%（16例中0例），対照群（フィルグラスチム非投与群）では4%（25例中1例）であった。しかし，患者数が少なく不精確性が高いと考えられた。BV-AVD療法においては，ECHELON-1のプロトコール治療終了30日以内に9例中7例が好中球減少症に起因する事象で死

亡し，これらの患者は1例を除いてG-CSF 一次予防投与未施行であったと報告された[2]。ECHELON-1におけるBV-AVD療法群とABVD療法群とのOSで有意差は認めなかったが，G-CSF 一次予防投与はBV-AVD療法による好中球減少に起因する事象による死亡を減らす可能性が示唆される。

エビデンスの強さ D（非常に弱い）

（4）生活の質（QOL） 益

QOL を評価した研究は抽出されなかったため，評価不能とした。

（5）疼痛 害

コホート研究3編のうち1編[3]が，MOPP/ABVD 療法を受けた古典的ホジキンリンパ腫を対象に，フィルグラスチム投与群16例，非投与群25例を比較していた。疼痛については，介入群（フィルグラスチム投与群）では25％（16例中4例），対照群（フィルグラスチム非投与群）では0％（25例中0例）に軽度～中等度の骨格筋痛を認めた。しかし，患者数が少なく不精確性が高い。RCT 1編はBV-AVD 療法とABVD 療法の第Ⅲ相試験であり，BV-AVD 療法を受けた介入群662例中83例（13％），ABVD 療法を受けた対照群659例中43例（7％）がG-CSF 一次予防投与を受けていた[1,2]。治療群を問わず，G-CSF 一次予防投与を受けた患者群と，G-CSF 一次予防非投与の患者群とを比較して，骨痛の発現頻度は25％と18％でG-CSF 一次予防投与を受けた患者群で高頻度であった。本CQの設定とは異なるため結果の解釈には注意が必要であるが，G-CSF 一次予防投与によって疼痛（骨痛）の発現頻度は高まると考えられる。

エビデンスの強さ C（弱）

5 システマティックレビューの考察・まとめ

（1）益

G-CSF 一次予防投与の有無を比較する試験は抽出されなかったため，G-CSF 一次予防投与のOS，FN 発症率，感染による死亡率への影響の評価は困難であり，エビデンスの強さはD（非常に弱い）とした。

しかし，BV-AVD 療法においては，G-CSF 一次予防投与によってFN 発症率を低下させることが示唆され，また，BV-AVD 療法においてG-CSF 一次予防投与を行わなかった場合，好中球減少症に起因した事象による死亡が認められており，BV-AVD 療法を行う際には，G-CSF 一次予防投与による益があると考えられる。

（2）害

G-CSF 一次予防投与によって骨痛の頻度が高まる可能性がある。

（3）患者の価値観・好み

患者の価値観・好みについて，エビデンスに基づく評価はできていないが，FN 発症率を低減させるなどの望ましい効果や，疼痛などの望ましくない効果の受け止め方にはばらつきがありうることを考慮した。

（4）コスト・資源

コスト・資源について，エビデンスに基づく評価はできていないが，G-CSF 使用によってコストがかかることを考慮し，G-CSF 使用によって得られる益が，コストや資源に見合ったものであるかどうかも含めて検討した。

（5）まとめ

G-CSF 一次予防投与の有無を比較する試験は抽出されなかったため，一次予防投与の OS，FN 発症率，感染による死亡率，疼痛への影響の評価は困難であった。しかし，BV-AVD 療法においては，G-CSF 一次予防投与によって FN 発症率を低下させることが示唆されている。G-CSF 一次予防投与によって骨痛の頻度が高まる可能性があるが，益が害を上回ると考えられることから，古典的ホジキンリンパ腫に対して BV-AVD 療法を行う際には G-CSF 一次予防投与を行うことを弱く推奨する。

6 推奨決定会議における協議と投票の結果

推奨決定会議に参加したワーキンググループ委員は 23 名（医師 21 名，看護師 1 名，薬剤師 1 名）であった。委員からの事前申告に基づき，経済的 COI・アカデミック COI による推奨決定への影響はないと判断された。システマティックレビューレポートに基づいて，推奨草案「行うことを弱く推奨する」が提示され，推奨決定の協議と投票の結果，23 名中 22 名が原案に賛同し合意形成に至った。

7 今後の研究課題

古典的ホジキンリンパ腫に対して BV-AVD 療法を行う際の G-CSF 一次予防投与について，適切な投与方法は定まっておらず，今後の研究課題である。

参考文献

1) Connors JM, Jurczak W, Straus DJ, et al. Brentuximab vedotin with chemotherapy for stage III or IV Hodgkin's lymphoma. N Engl J Med. 2018；378：331-44.
2) Straus D, Collins G, Walewski J, et al. Primary prophylaxis with G-CSF may improve outcomes in patients with newly diagnosed stage III/IV Hodgkin's lymphoma treated with brentuximab vedotin plus chemotherapy. Leuk Lymphoma. 2020；61：2931-8.
3) NCCN Clinical Practice Guidelines in Oncology. Hematopoietic Growth Factors Version 1. 2022.
4) Gustavsson A. G-CSF（filgrastim）as an adjunct to MOPP/ABVD therapy in Hodgkin's disease. Acta Oncol. 1997；36：483-8.

Q20 （CQ）

B 細胞リンパ腫のがん薬物療法において，G-CSF の一次予防投与は有用か？

推　奨

B 細胞リンパ腫のがん薬物療法において，G-CSF の一次予防投与を行うことを弱く推奨する

推奨の強さ：2（弱い）　エビデンスの強さ：D（非常に弱い）

合意率：91.3%（21/23 名）

解 説

　B 細胞リンパ腫のがん薬物療法における G-CSF の一次予防投与については，有用性を示すエビデンスが乏しいが，実地診療では，高齢や併存疾患を有するなど高リスク患者に対して G-CSF の一次予防投与が行われる場合があり，患者の病態に即した検討が必要となる。

1　本 CQ の背景

　B 細胞リンパ腫は様々な病型からなり，びまん性大細胞型 B 細胞リンパ腫の発症頻度が最も高い。低悪性度 B 細胞リンパ腫として，濾胞性リンパ腫，辺縁帯リンパ腫などが代表的である。比較的稀な病型としてマントル細胞リンパ腫がある。

　これら B 細胞リンパ腫に対しては，抗 CD20 抗体薬を併用したドキソルビシンを含むがん薬物療法とドキソルビシンを含まないがん薬物療法が行われる。ドキソルビシンを含むがん薬物療法の代表的なレジメンとして，CHOP 療法（21 日間隔が標準）が挙げられる。一方で，R-CHOP 療法の FN 発症率は 20% を超えておらず，G-CSF の一次予防投与を推奨する根拠に乏しい[1]。ドキソルビシンを含まないがん薬物療法としては，R-CVP 療法に加えて，未治療の低悪性度 B 細胞リンパ腫に対して BR 療法の有効性が 2013 年に示されたが[2]，FN 発症率は低く，臨床試験でも G-CSF 一次予防投与は推奨されていなかった[2]。さらに，最近では，濾胞性リンパ腫に対しては，新規の抗 CD20 抗体であるオビヌツズマブも使用可能となった[3]。

　このように，B 細胞リンパ腫全体として治療選択肢は増えているが，それぞれのレジメンに対する G-CSF の一次予防投与の有用性は定まっていない。

　NCCN ガイドラインでは，CHOP 療法とベンダムスチンは，FN 発症率 10～20% の中間リスクのレジメンと位置付けられ，すべての患者に対する G-CSF の一次予防投与は推奨されていない[4]。ASCO ガイドラインでは，R-CHOP 療法を行う，びまん性大細胞型 B 細胞リンパ腫の 65 歳以上の高齢者，特に併存疾患のある場合，G-CSF の一次予防投与が推奨されている[5]。

本CQでは，小児を除く，がん薬物療法を受けるB細胞リンパ腫患者を対象に，G-CSFを一次予防投与で用いる場合と用いない場合を比較して，「全生存期間（OS）」「発熱性好中球減少症発症率（FN発症率）」「感染による死亡率」「生活の質（QOL）」「疼痛」の5項目について評価した。

3 採択された論文

本CQに対する文献検索の結果，PubMed 36編，Cochrane 0編，医中誌46編が抽出され，これにハンドサーチ5編を加えた計87編がスクリーニング対象となった。2回のスクリーニングを経て抽出された15編を対象に定性的システマティックレビューを実施した。厳密にG-CSFの一次予防投与の有無を比較した試験はなく，上記の15編も不均一な研究であったため，メタアナリシスは実施しなかった。

4 アウトカムごとのシステマティックレビュー結果

（1）全生存期間（OS）益

4編のRCTの報告があった。そのうち，2編がR-CHOP-14療法（CHOP療法を14日間隔に短縮）に関する試験[6,7]，1編はオビヌツズマブに関する試験[3]，もう1編はVR-CAP療法に関する試験[8]であった。厳密にG-CSFの一次予防投与の有無を比較した試験はなく，本CQの設定とは異なる部分があり，結果の解釈には注意が必要である。概要は下記のとおりである。

R-CHOP-14療法に関する試験では，びまん性大細胞型B細胞リンパ腫[6]と低悪性度B細胞リンパ腫（JCOG0203試験）[7]の2試験が対象であり，いずれの試験も対照群が標準治療の3週間隔で施行するR-CHOP療法，介入群はR-CHOP-14療法であった。これらの試験ではR-CHOP-14療法のR-CHOP療法に対するPFSおよびOSに関する優越性を証明できなかったため，引き続きR-CHOP療法が標準治療と位置付けられた。また，両試験ともに，介入群においてG-CSFが一次予防投与されていたが，対照群においてはG-CSFの二次予防投与（または治療投与）が許容されていた。

オビヌツズマブに関する試験（GALLIUM試験）は，濾胞性リンパ腫が対象であり，対照群がリツキシマブ併用のがん薬物療法，介入群はオビヌツズマブ併用のがん薬物療法であった[3]。がん薬物療法は，ベンダムスチン，CHOP療法，CVP療法から選択可能であった。オビヌツズマブ併用群の，リツキシマブ併用群に対するPFSの優越性が示された。OSでは両群に有意差を認めなかった。オビヌツズマブ併用CHOP療法では，60歳以上の高齢者や併存疾患のある患者でG-CSFの一次予防投与が推奨されていた[3]。

VR-CAP療法は未治療マントル細胞リンパ腫を対象とし，対照群がR-CHOP療法，介入群をVR-CAP療法とした第Ⅲ相RCTによって開発された[8]。最終解析において，VR-CAP療法群はR-CHOP療法群に対してOSが有意に良好であった。本試験では，G-CSF一次予防投与は規定されていなかった。

エビデンスの強さ D（非常に弱い）

（2）発熱性好中球減少症発症率（FN 発症率） 益

5編の RCT の報告があったが，うち 4 編は OS で述べたと同じ試験[3,6-8]であった。残り 1 編は，R-CHOP 療法を受けた B 細胞リンパ腫に対して G-CSF を連日もしくは隔日の投与とした少人数の探索的な臨床研究であった[9]。G-CSF 一次予防投与の有無を比較したデザインではなく，本 CQ の設定とは異なる部分があり，結果の解釈には注意が必要である。

びまん性大細胞型 B 細胞リンパ腫を対象とした R-CHOP-14 療法に関する試験では，対象群の R-CHOP 療法での FN 発症率は 11％であったが，54％の患者が二次予防投与を受けていた[6]。一方で，低悪性度 B 細胞リンパ腫を対象とした試験（JCOG0203 試験）では，ASCO ガイドラインに基づき R-CHOP 療法群でも 40％の患者で G-CSF の二次予防投与（または治療投与）が行われており，FN 発症率は 15％との結果であった[7]。

オビヌツズマブに関する試験（GALLIUM 試験）では，オビヌツズマブ併用 CHOP 療法において 60歳以上の高齢者や併存疾患のある患者で G-CSF 一次予防投与が推奨されていた[3]。CHOP 療法群56％，ベンダムスチン群 15％，CVP 療法群 20％の患者で G-CSF の投与が行われていた。FN 発症率は，オビヌツズマブ併用 CHOP 療法で 12％，リツキシマブ併用 CHOP 療法で 7％であった。他のがん薬物療法（ベンダムスチン，CVP 療法）での FN 発症率は CHOP 療法より低い結果であった。一方，日本人患者では 82.9％で CHOP 療法が選択されていたが，日本人患者におけるサブグループ解析の結果，オビヌツズマブ併用のがん薬物療法（CHOP 療法，ベンダムスチン，CVP 療法）での FN 発症率は 20％であった[10]。

未治療マントル細胞リンパ腫を対象とした第Ⅲ相 RCT では，R-CHOP 療法 61％，VR-CAP 療法78％で G-CSF が投与されていた。FN 発症率は，それぞれ 8％と 11％であった[8]。

エビデンスの強さ D（非常に弱い）

（3）感染による死亡率 益

5編の RCT の報告があったが，FN 発症率で述べた試験と同じ試験[3,6-9]であった。G-CSF 一次予防投与の有無で比較した試験はなく，本 CQ の設定とは異なる部分があり，結果の解釈には注意が必要である。感染による死亡率はすべての試験において 1％未満であった。

エビデンスの強さ D（非常に弱い）

（4）生活の質（QOL） 益

QOL を評価した研究は抽出されなかったため，評価不能とした。

（5）疼痛 害

1編の前向き観察研究の報告があった[10]。がん薬物療法に伴う好中球減少症もしくは FN の予防のために G-CSF を投与されたびまん性大細胞型 B 細胞リンパ腫 245 例が対象であった。骨痛 7 例（2.9％），関節痛 2 例（0.8％），背部痛 2 例（0.8％）が報告された。本試験は，G-CSF 一次予防投与は規定されていなかった。そのため，G-CSF 一次予防投与による疼痛への影響については評価が困難であった。

エビデンスの強さ D（非常に弱い）

5 システマティックレビューの考察・まとめ

(1) 益

　厳密に G-CSF の一次予防投与の有無を比較した試験はなく，G-CSF 一次予防投与の OS，FN 発症率，感染による死亡率のアウトカムへの影響の評価は困難であった。オビヌツズマブに関する試験（GALLIUM 試験）では，オビヌツズマブ併用 CHOP 療法において 60 歳以上の高齢者や併存疾患のある患者で G-CSF 一次予防投与が推奨され，レジメン別でも G-CSF 使用が最多であった[3]。オビヌツズマブ併用 CHOP 療法での FN 発症率は 12％であった。G-CSF 一次予防投与が推奨されていない他のレジメンでは，FN 発症率は 10％未満であった。そのため，いずれのアウトカムのエビデンス総体でもエビデンスの強さは D（非常に弱い）と判断した。QOL については，評価不能であった。

(2) 害

　対象となる疾患・病態で評価した試験，および，厳密に G-CSF の一次予防投与の有無を評価した試験がなく，疼痛については評価不能であった。

(3) 患者の価値観・好み

　患者の価値観・好みについて，エビデンスに基づく評価はできていないが，FN 発症率を低減させるなどの望ましい効果や，疼痛などの望ましくない効果の受け止め方にはばらつきがありうることを考慮した。

(4) コスト・資源

　コスト・資源について，エビデンスに基づく評価はできていないが，G-CSF 使用によってコストがかかることを考慮し，G-CSF 使用によって得られる益が，コストや資源に見合ったものであるかどうかも含めて検討した。

(5) まとめ

　厳密に G-CSF の一次予防投与の有無を評価した試験はなく，G-CSF 一次予防投与のそれぞれのアウトカムへの影響の評価は困難であった。オビヌツズマブに関する試験（GALLIUM 試験）では，オビヌツズマブ併用 CHOP 療法において 60 歳以上の高齢者や併存疾患のある患者で G-CSF 一次予防投与が推奨されていた[3]。そして，日本人のサブグループ解析では，オビヌツズマブ併用のがん薬物療法（CHOP 療法群が 82.9％）で FN 発症率が 20％であった[11]。GALLIUM 試験[3]や ASCO ガイドライン[5]を踏まえたうえで，オビヌツズマブ併用 CHOP 療法，あるいは特に併存疾患のある高齢者に対する R-CHOP 療法では，G-CSF 一次予防投与が弱く推奨される。一方で，その他のがん薬物療法（ベンダムスチン，CVP 療法，VR-CAP 療法）では，G-CSF の一次予防投与は推奨されない。そのため，エビデンスの強さは D（非常に弱い）と判断した。

6 推奨決定会議における協議と投票の結果

　推奨決定会議に参加したワーキンググループ委員は 23 名（医師 21 名，看護師 1 名，薬剤師 1 名）であった。委員からの事前申告に基づき，経済的 COI・アカデミック COI による推奨決定への影響はな

いと判断された。システマティックレビューレポートに基づいて，推奨草案「行うことを弱く推奨する」が提示され，推奨決定の協議と投票の結果，23名中21名が原案に賛同し合意形成に至った。

参考文献

1) 日本癌治療学会編．G-CSF 適正使用ガイドライン 2013 年版 ver. 5．http://www.jsco-cpg.jp/item/30/index.html

2) Rummel MJ, Niederle N, Maschmeyer G, et al. Bendamustine plus rituximab versus CHOP plus rituximab as first-line treatment for patients with indolent and mantle-cell lymphomas：an open-label, multicentre, randomised, phase 3 non-inferiority trial. Lancet. 2013；381：1203-10.

3) Hiddemann W, Barbui AM, Canales MA, et al. Immunochemotherapy With Obinutuzumab or Rituximab for Previously Untreated Follicular Lymphoma in the GALLIUM Study：Influence of Chemotherapy on Efficacy and Safety. J Clin Oncol. 2018；36：2395-404.

4) NCCN Clinical Practice Guidelines in Oncology. Hematopoietic Growth Factors. Version 1. 2022.

5) Smith TJ, Bohlke K, Lyman GH, et al, American Society of Clinical Oncology. Recommendations for the Use of WBC Growth Factors：American Society of Clinical Oncology Clinical Practice Guideline Update. J Clin Oncol. 2015；33：3199-212.

6) Cunningham D, Hawkes EA, Jack A, et al. Rituximab plus cyclophosphamide, doxorubicin, vincristine, and prednisolone in patients with newly diagnosed diffuse large B-cell non-Hodgkin lymphoma：a phase 3 comparison of dose intensification with 14-day versus 21-day cycles. Lancet. 2013；381：1817-26.

7) Watanabe T, Tobinai K, Shibata T, et al. Phase II/III study of R-CHOP-21 versus R-CHOP-14 for untreated indolent B-cell non-Hodgkin's lymphoma：JCOG 0203 trial. J Clin Oncol. 2011；29：3990-8.

8) Robak T, Huang H, Jin J, et al. Bortezomib-based therapy for newly diagnosed mantle-cell lymphoma. N Engl J Med. 2015；372：944-53.

9) Yakushijin Y, Shikata H, Takaoka I, et al. Usage of granulocyte colony-stimulating factor every 2 days is clinically useful and cost-effective for febrile neutropenia during early courses of chemotherapy. Int J Clin Oncol. 2011；16：118-24.

10) Gascón P, Krendyukov A, Höbel N, et al. MONITOR-GCSF DLBCL subanalysis：Treatment patterns/outcomes with biosimilar filgrastim for chemotherapy-induced/febrile neutropenia prophylaxis. Eur J Haematol. 2018；100：241-6.

11) Ohmachi K, Tobinai K, Kinoshita T, et al. Efficacy and safety of obinutuzumab in patients with previously untreated follicular lymphoma：a subgroup analysis of patients enrolled in Japan in the randomized phase III GALLIUM trial. Int J Hematol. 2018；108：499-509.

III

一次予防投与

Q21 (CQ)
T/NK 細胞リンパ腫および再発・難治リンパ腫のがん薬物療法において，G-CSF の一次予防投与は有用か？

推 奨

T/NK 細胞リンパ腫および再発・難治リンパ腫のがん薬物療法において，G-CSF の一次予防投与を行うことを弱く推奨する

推奨の強さ：2（弱い）　エビデンスの強さ：D（非常に弱い）

合意率：87.0%（20/23 名）

解 説

　BV-CHP 療法においては G-CSF 一次予防投与によって FN 発症率を低下させることが示唆されている。また，RT-2/3DeVIC 療法，SMILE 療法，再発・難治性リンパ腫に対する複数の治療レジメン（GDP 療法を除く）において，その高い FN 発症率から G-CSF 一次予防投与が行われている。

1 　本 CQ の背景

　T/NK 細胞リンパ腫に対する初回治療は病型によって異なる。T 細胞リンパ腫の標準治療は CHOP 療法であるが，そのうち腫瘍細胞が CD30 陽性の T 細胞リンパ腫に対する標準治療は，CHOP 療法と比較した第Ⅲ相 RCT（ECHELON-2）[1] の結果，BV-CHP 療法となった。本ガイドライン 2013 年版 ver. 5 では，CHOP 療法の FN 発症率は 17〜50% とされていた。BV-CHP 療法については，ECHELON-2 試験において G-CSF の一次予防投与は必須とされていなかった。BV-CHP 療法群で一次予防投与が行われなかった 66% の患者における FN 発症率は 20% であり，一次予防投与が行われた患者の FN 発症率は 16% であった。節外性 NK/T 細胞リンパ腫（extranodal NK/T-cell lymphoma；ENKL）の標準治療は，限局期では放射線療法（RT）と 2/3 量 DeVIC 療法との同時併用療法（RT-2/3DeVIC 療法）であり，進行期では SMILE 療法である。本ガイドライン 2013 年版 ver.5 では，RT-2/3DeVIC 療法の FN 発症率は 15%，SMILE 療法の FN 発症率は 39% とされていた。RT-2/3DeVIC 療法の臨床試験（JCOG0211）[2] では白血球数 2,000/μL 未満あるいは好中球数 1,000/μL 未満となったら G-CSF 投与が規定されていた。JCOG0211 では grade 3 以上の白血球減少症および好中球減少症は，それぞれ 100% および 93% に発現していることから，ほとんどの患者で G-CSF 投与が行われたと考えられる。また，SMILE 療法の第Ⅱ相試験[3] では，第Ⅰ相試験結果[4] を受けて G-CSF 一次予防投与が規定されていた。

　再発・難治性リンパ腫に対するがん薬物療法の選択肢は複数あり，標準治療レジメンは定まっていない。実地診療では DHAP 療法，ESHAP 療法，ICE 療法，CHASE 療法などが施行されている。これらの多剤併用化学療法の FN 発症率は，本ガイドライン 2013 年版 ver.5 では，いずれも 20% を超えるとされている。最近 GDP 療法が実地診療で施行されることがあるが，カナダのグループが行った臨

床試験（NCIC-CTG LY.12)[5]では，G-CSF 二次予防投与が規定されており，第2コースまでの FN 発症率は 9％であった。NCCN ガイドラインには，BV-CHP 療法，ICE 療法，DHAP 療法，ESHAP 療法は FN 発症率 20％を超える高リスクレジメンとして記載されている[6]。

　本 CQ は，「T/NK 細胞リンパ腫に対してがん薬物療法を行う場合，G-CSF の一次予防投与は有用か？」と「再発・難治悪性リンパ腫に対してがん薬物療法を行う場合，G-CSF 一次予防投与は有用か？」を統合したものである。スクリーニングの結果，いずれの CQ も 5 編以下であったため，存続要否を検討し，この 2 つの CQ はリンパ腫病型を分けたために採択件数が減少したと判断して，統合して新たな CQ とする方針とした。

2　アウトカムの設定

　本 CQ では，小児を除く，がん薬物療法を受ける T/NK 細胞リンパ腫患者および再発・難治リンパ腫患者を対象に，G-CSF を一次予防投与で用いる場合と用いない場合を比較して，「全生存期間(OS)」「発熱性好中球減少症発症率（FN 発症率)」「感染による死亡率」「生活の質（QOL)」「疼痛」の 5 項目について評価した。

3　採択された論文

　本 CQ は，「T/NK 細胞リンパ腫に対してがん薬物療法を行う場合，G-CSF の一次予防投与は有用か？」と「再発・難治悪性リンパ腫に対してがん薬物療法を行う場合，G-CSF の一次予防投与は有用か？」を統合したものである。前者に対する文献検索の結果，PubMed 55 編，Cochrane 0 編，医中誌35 編が抽出され，これにハンドサーチ 3 編を加えた計 93 編がスクリーニング対象となり，2 回のスクリーニングを経た結果，4 編が採択された。後者に対する文献検索の結果，PubMed 27 編，Cochrane 0 編，医中誌 35 編が抽出され，これにハンドサーチ 4 編を加えた計 66 編がスクリーニング対象となり，2 回のスクリーニングを経た結果，3 編が採択された。いずれの CQ も 5 編以下であったため，存続要否を検討した結果，この 2 つの CQ はリンパ腫病型を分けたために採択件数が減少したと判断して，統合して新たな CQ とする方針とした。統合した本 CQ に対する文献検索の結果は，PubMed 82 編，Cochrane 0 編，医中誌 70 編が抽出され，これにハンドサーチ 7 編を加えた計 159 編がスクリーニング対象となった。2 回のスクリーニングを経て抽出された 7 編を対象に定性的システマティックレビューを実施した。厳密に G-CSF の一次予防投与の有無を比較した試験はなく，上記の 7 編も不均一な研究であったため，メタアナリシスは実施せず，定性的システマティックレビューのみを実施した。

4　アウトカムごとのシステマティックレビュー結果

（1）全生存期間（OS）益

　G-CSF 一次予防投与の有無で OS を比較した研究は抽出されなかった。本 CQ の設定とは異なるため結果の解釈には注意が必要であるが，進行期 ENKL に対する SMILE 療法の第 I 相試験では，G-CSF 一次予防投与が規定されていなかった期間に，1 例で好中球減少に起因する死亡が認められ，G-CSF 一次予防投与を必須とするプロトコール改訂後には死亡を含む重症感染症の発現は認められていない[4]。

エビデンスの強さ　D（非常に弱い）

(2) 発熱性好中球減少症発症率（FN 発症率）益

　G-CSF 一次予防投与の有無で FN 発症率を比較した試験は抽出されなかった。本 CQ の設定とは異なるため結果の解釈には注意が必要であるが，CD30 陽性 T 細胞リンパ腫を対象とした ECHELON-2 試験における FN 発症率は，BV-CHP 療法群の G-CSF 一次予防投与未施行患者で 20%，施行患者で 16%，CHOP 療法群の G-CSF 一次予防投与未施行患者で 16%，施行患者で 11% であり，G-CSF 一次予防投与によって FN 発症率が低下することが示唆されている[1]。また，進行期 ENKL に対する SMILE 療法の第 I 相試験では当初 G-CSF の一次予防投与は規定されていなかったが，最初の 3 例中 2 例で FN を発症し，G-CSF 一次予防投与を必須とするプロトコール改訂後に追加された 3 例には，FN の発症は認められなかった[4]。

エビデンスの強さ D（非常に弱い）

(3) 感染による死亡率 益

　G-CSF 一次予防投与の有無で感染による死亡率を比較した研究は抽出されなかった。

エビデンスの強さ D（非常に弱い）

(4) 生活の質（QOL）益

　QOL を評価した研究は抽出されなかったため，評価不能とした。

(5) 疼痛 害

　G-CSF 一次予防投与の有無による疼痛を評価した研究はなかった。本 CQ の設定とは異なるため結果の解釈には注意が必要であるが，再発・抵抗性リンパ腫患者に対するがん薬物療法後のペグフィルグラスチムとフィルグラスチムとの比較試験で，前者の 29 例中 11 例（37.9%），後者の 31 例中 9 例（29.0%）で疼痛を認めた[7]。

エビデンスの強さ D（非常に弱い）

5 　システマティックレビューの考察・まとめ

(1) 益

　G-CSF 一次予防投与の有無を比較する試験は抽出されなかったため，一次予防投与の OS，FN 発症率，感染による死亡率，QOL への影響の評価は困難であった。しかし，BV-CHP 療法においては G-CSF 一次予防投与によって FN 発症率が低下することが示唆され，進行期 ENKL に対する SMILE 療法でも G-CSF 一次予防投与によって FN 発症率や感染による死亡率の軽減が示唆されている。

(2) 害

　G-CSF 一次予防投与の害は評価できなかった。

(3) 患者の価値観・好み

　患者の価値観・好みについて，エビデンスに基づく評価はできていないが，FN 発症率を低減させるなどの望ましい効果や，疼痛などの望ましくない効果の受け止め方にはばらつきがあり得ることを考慮した。

（4）コスト・資源

コスト・資源について，エビデンスに基づく評価はできていないが，G-CSF 使用によってコストがかかることを考慮し，G-CSF 使用によって得られる益が，コストや資源に見合ったものであるかどうかも含めて検討した。

（5）まとめ

G-CSF 一次予防投与の有無を比較する試験は抽出されず，いずれのアウトカムのエビデンス総体でもエビデンスの強さは D（非常に弱い）と判断した。しかし，多くのレジメンで FN 発症率が高いことが知られており，G-CSF 一次予防投与による FN 発症率低下が示唆されていることから，T/NK 細胞リンパ腫および再発・難治リンパ腫のがん薬物療法において，G-CSF の一次予防投与を行うことを弱く推奨する。

6　推奨決定会議における協議と投票の結果

推奨決定会議に参加したワーキンググループ委員は 23 名（医師 21 名，看護師 1 名，薬剤師 1 名）であった。委員からの事前申告に基づき，経済的 COI・アカデミック COI による推奨決定への影響はないと判断された。システマティックレビューレポートに基づいて，推奨草案「行うことを弱く推奨する」が提示され，推奨決定の協議と投票の結果，23 名中 20 名が原案に賛同し合意形成に至った。

参考文献

1) Horwitz S, O'Connor OA, Pro B, et al. Brentuximab vedotin with chemotherapy for CD30-positive peripheral T-cell lymphoma（ECHELON-2）：a global, double-blind, randomized, phase 3 trial. Lancet. 2019；393：229-40.

2) Yamaguchi M, Tobinai K, Oguchi M, et al. Phase Ⅰ/Ⅱ study of concurrent chemoradiotherapy for localized nasal natural killer/T-cell lymphoma：Japan Clinical Oncology Group Study JCOG0211. J Clin Oncol. 2009；27：5594-600.

3) Yamaguchi M, Kwong YL, Kim WS, et al. Phase Ⅱ study of SMILE chemotherapy for newly diagnosed stage Ⅳ, relapsed, or refractory extranodal natural killer（NK）/T-cell lymphoma, nasal type：The NK-Cell Tumor Study Group study. J Clin Oncol. 2011；29：4410-6.

4) Yamaguchi M, Suzuki R, Kwong YL, et al. Phase Ⅰ study of dexamethasone, methotrexate, ifosfamide, L-asparaginase, and etoposide（SMILE）chemotherapy for advanced-stage, relapsed or refractory extranodal natural killer（NK）/T-cell lymphoma and leukemia. Cancer Sci. 2008；99：1016-20.

5) Crump M, Kuruvilla J, Couban S, et al. Randomized comparison of gemcitabine, dexamethasone, and cisplatin versus dexamethasone, sytarabine, and cisplatin chemotherapy before autologous stem-cell transplantation for relapsed and refractory aggressive lymphomas：NCIC-CTG LY.12. J Clin Oncol. 2014；32：3490-6.

6) NCCN Clinical Practice Guidelines in Oncology. Hematopoietic Growth Factors. Version 1. 2022.

7) Vose JM, Crump M, Lazarus H, et al. Randomized, multicenter, open-label study of pegfilgrastim compared with daily filgrastim after chemotherapy for lymphoma. J Clin Oncol. 2003；21：514-9.

Q22 (CQ) 成人急性骨髄性白血病（急性前骨髄球性白血病を除く）の寛解導入療法において，G-CSF の一次予防投与は有用か？

推 奨

成人急性骨髄性白血病（急性前骨髄球性白血病を除く）の寛解導入療法において，G-CSF の一次予防投与を行わないことを弱く推奨する

推奨の強さ：2（弱い）　エビデンスの強さ：B（中）
合意率：100%（23/23 名）

解 説

　急性骨髄性白血病（acute myeloid leukemia；AML）の寛解導入療法における G-CSF の一次予防投与は，感染による死亡率の低下，血球減少期間の短縮，AML の OS の改善に対する効果は認められず有用性に乏しいものの，原疾患の増悪には影響しない。一方，好中球減少期間を短縮する効果は期待でき，重症感染症を併発している場合には G-CSF の一次予防投与を検討してもよい。

1　本 CQ の背景

　AML は治癒が期待できる疾患で，根治を目指して寛解導入療法と寛解後療法が行われる。寛解導入療法は血液学的寛解を得ることを目的にした強力ながん薬物療法であり，高度な好中球減少症（好中球数<100/μL）がしばしば遷延する。

　NCCN ガイドライン[1]では，致死的敗血症を併発した AML 患者に寛解導入療法を行う場合，または寛解後療法の支持療法として G-CSF の一次予防投与を考慮してもよいとしている。ASCO ガイドライン[2]は，AML に対する G-CSF の一次予防投与に関する記載はない。

2　アウトカムの設定

　本 CQ では，小児を除く，がん薬物療法を受ける AML 患者（急性前骨髄球性白血病を除く）を対象に，G-CSF を一次予防投与で用いる場合と用いない場合を比較して，「感染による死亡率」「全生存期間（OS）」「血球減少期間」「原疾患の増悪」「疼痛などの有害事象」の 5 項目について評価した。

3　採択された論文

　本 CQ に対する文献検索の結果，PubMed 217 編，Cochrane 1 編，医中誌 69 編が抽出され，ハンドサーチ 8 編を加えた計 295 編がスクリーニング対象となった。2 回のスクリーニングを経て抽出された 16 編を対象に定性的システマティックレビュー，うち 6 編（感染による死亡率），3 編（原疾患の増

悪), 2編 (疼痛などの有害事象) に対してメタアナリシスを実施した。

4 アウトカムごとのシステマティックレビュー結果

(1) 感染による死亡率 益

　AML 60 歳以下を対象に高用量シタラビンを実施した RCT が 1 編[3]，16 歳以上を対象とした標準的寛解導入療法（アントラサイクリン＋標準量シタラビンをもとにしたがん薬物療法）の RCT 2 編[4,5]，55 歳以上または 65 歳以上が対象の RCT 3 編[6-8]が抽出された。RCT 6 編はいずれも，G-CSF 一次予防投与の有無で感染による死亡率に有意差がないとの結論で一致していた。RCT 6 編のメタアナリシスでは出版バイアスは認められず，RR 0.96（95%CI：0.71-1.30，$p=0.80$）であった。

エビデンスの強さ A（強）

Study or Subgroup	G-CSF Events	G-CSF Total	placebo Events	placebo Total	Weight	Risk Ratio IV, Fixed, 95%CI	Year
Dombret H, 1995	15	88	17	85	22.8%	0.85 [0.46, 1.60]	1995
Heil G, 1997	9	259	18	262	14.7%	0.51 [0.23, 1.11]	1997
Godwin JE, 1998	21	104	20	103	29.8%	1.04 [0.60, 1.80]	1998
Bennett CL, 2001	20	104	14	103	22.8%	1.41 [0.76, 2.65]	2001
Bradstock K, 2001	5	54	5	58	6.4%	1.07 [0.33, 3.51]	2001
Usuki K, 2002	3	120	3	125	3.6%	1.04 [0.21, 5.06]	2002
Total (95%CI)		729		736	100.0%	0.96 [0.71, 1.30]	
Total events	73		77				

Heterogeneity: $Chi^2= 4.32$, df= 5(p=0.50); I^2=0%
Test for overall effect: Z=0.26(p=0.80)

Risk Ratio IV, Fixed, 95%CI
0.01　0.1　1　10　100
Favours G-CSF　Favours placebo

感染による死亡率のメタアナリシス結果

(2) 全生存期間（OS） 益

　全年齢層が対象の RCT 1 編[9]，55 歳から 65 歳以上を対象とした RCT 3 編[6,8,10]，60 歳または 65 歳未満が対象の RCT 2 編[3,11]の計 6 編および症例対照研究 1 編[12]の定性的アウトカムを評価した。RCT はいずれも，G-CSF 一次予防投与の有無で OS に有意差がないとの結論で一致しており，症例対照研究 1 編も同様の結論であった。効果指標の不一致からメタアナリシスは実施しなかった。

エビデンスの強さ B（中）

(3) 血球減少期間 益

　全年齢層[9]，60 歳以上[10]，60 歳未満[3]を対象とする RCT 3 編と症例対照研究 1 編[12]，コホート研究 1 編[13]の検証結果を評価した。RCT 3 編はいずれも割り付けの隠蔽化が十分でなく，うち 2 編で盲検化が未実施であった。症例対照研究の 1 編は検証両群の年齢，チャールソン併存疾患指数，細胞遺伝学的リスクに差があり，コホート研究の 1 編は交絡の調整が不十分であり，バイアスリスクが存在した。このような条件下ではあるが，全 5 編とも，G-CSF 一次予防投与の有無で血球減少期間に有意差がないとの結論で一致していた。一方，G-CSF 投与により好中球減少期間を短縮する効果は期待される[3,9,10]。

エビデンスの強さ B（中）

(4) 原疾患の増悪 害

　RCT 6 編が抽出され，その対象は全年齢層 2 編[9,14]，55 歳から 65 歳以上 3 編[6,8,10]，65 歳未満 1 編[11]

であり，AMLの標準的寛解導入療法をもとにしたがん薬物療法の検証であった。このRCT 6編に加え，症例対照研究1編[12]，コホート研究1編[13]の計8編のすべてにおいて，G-CSF一次予防投与は原疾患の増悪に影響しないとの結論で一致していた。RCT 6編中，効果指標の不一致を除いた3編のメタアナリシスの結果，出版バイアスの可能性は否定できないものの，研究間での結果のばらつきはI^2＝33％と小さく，RR 0.99（95％CI：0.78-1.27，p＝0.97）と先に記載した結論と同様であった。

エビデンスの強さ　A（強）

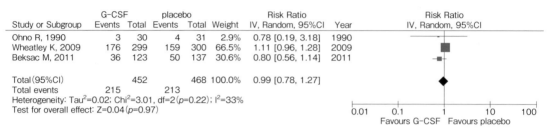

原疾患の増悪のメタアナリシス結果

（5）疼痛などの有害事象 **害**

AMLの全年齢層と55歳以上のそれぞれ1編ずつの計2編[5,6]のRCTが抽出され，ともにAMLの標準的寛解導入療法をもとにしたがん薬物療法で検証した。RCTの1編は，施設間での差はあるものの，メタアナリシスにおいて出版バイアスは認められず，RR 0.72（95％CI：0.10-5.45，p＝0.75）と，G-CSF一次予防投与の有無で発疹を含む疼痛などの有害事象に有意差がないとの結論であったが，I^2＝69％と研究間での結果のばらつきは大きいと評価した。

エビデンスの強さ　B（中）

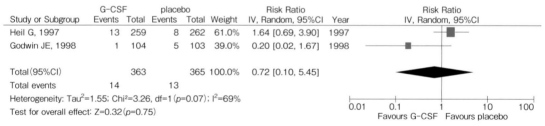

疼痛などの有害事象のメタアナリシス結果

5 　システマティックレビューの考察・まとめ

（1）益

AMLの寛解導入療法におけるG-CSFの一次予防投与について，RCT 10編，症例対照研究1編，コホート研究1編で評価した。G-CSFの一次予防投与は，感染による死亡率，OSの改善，血球減少期間短縮に寄与せず，有用性に乏しいことが示された。一方，好中球減少期間を短縮する効果は認められた。

（2）害

AML 細胞は G-CSF 受容体を発現しているため，G-CSF の一次予防投与による白血病細胞の増殖が懸念されるが，AML の増悪には影響しない可能性が示唆された。疼痛などの有害事象は，G-CSF 投与群と対照群とを比較しても差がないという結論であったが，メタアナリシスで研究間での結果のばらつきが大きいことが示された。

（3）患者の価値観・好み

患者の価値観・好みについて，エビデンスに基づく評価はできていないが，FN 発症率を低減させるなどの望ましい効果や，疼痛などの望ましくない効果の受け止め方にはばらつきがあり得ることを考慮した。

（4）コスト・資源

コスト・資源について，エビデンスに基づく評価はできていないが，G-CSF 使用によってコストがかかることを考慮し，G-CSF 使用によって得られる益が，コストや資源に見合ったものであるかどうかも含めて検討した。

（5）まとめ

AML の寛解導入療法において，G-CSF の一次予防投与は，益も害も明確になっておらず，行わないことを弱く推奨する。好中球減少期間を短縮する効果は認められるため，重症感染症を併発している場合には検討してもよいと考えられた。

6 推奨決定会議における協議と投票の結果

推奨決定会議に参加したワーキンググループ委員は 23 名（医師 21 名，看護師 1 名，薬剤師 1 名）であった。委員からの事前申告に基づき，経済的 COI・アカデミック COI による推奨決定への影響はないと判断した。システマティックレビューレポートに基づいて，推奨草案を提示し，推奨決定の協議と投票の結果，23 名中 23 名（100％）が原案に賛同し合意形成に至った。

参考文献

1) NCCN Clinical Practice Guidelines in Oncology. Acute Myeloid Leukemia Version 1. 2022
2) Smith TJ, Bohlke K, Lyman GH, et al. American Society of Clinical Oncology. Recommendations for the use of WBC growth factors：American Society of Clinical Oncology Clinical Practice Guideline Update. J Clin Oncol. 2015；33：3199-212.
3) Bradstock K, Matthews J, Young G, et al. Effects of glycosylated recombinant human granulocyte colony-stimulating factor after high-dose cytarabine-based induction chemotherapy for adult acute myeloid leukaemia. Leukemia. 2001；15：1331-8.
4) Usuki K, Urabe A, Masaoka T, et al. Efficacy of granulocyte colony-stimulating factor in the treatment of acute myelogenous leukaemia：a multicentre randomized study. Br J Haematol. 2002；116：103-12.
5) Heil G, Hoelzer D, Sanz MA, et al. A randomized, double-blind, placebo-controlled, phase III study of filgrastim in remission induction and consolidation therapy for adults with de novo acute myeloid leukemia. The International Acute Myeloid Leukemia Study Group. Blood. 1997；90：4710-8.
6) Godwin JE, Kopecky KJ, Head DR, et al. A double-blind placebo-controlled trial of granulocyte colony-stimulating factor in elderly patients with previously untreated acute myeloid leukemia：a Southwest oncology group

study（9031）. Blood. 1998；91：3607-15.

7）Bennett CL, Hynes D, Godwin J, et al. Economic analysis of granulocyte colony stimulating factor as adjunct therapy for older patients with acute myelogenous leukemia（AML）：estimates from a Southwest Oncology Group clinical trial. Cancer Invest. 2001；19：603-10.

8）Dombret H, Chastang C, Fenaux P, et al. A controlled study of recombinant human granulocyte colony-stimulating factor in elderly patients after treatment for acute myelogenous leukemia. AML Cooperative Study Group. N Engl J Med. 1995；332：1678-83.

9）Wheatley K, Goldstone AH, Littlewood T, et al. Randomized placebo-controlled trial of granulocyte colony stimulating factor（G-CSF）as supportive care after induction chemotherapy in adult patients with acute myeloid leukaemia：a study of the United Kingdom Medical Research Council Adult Leukaemia Working Party. Br J Haematol. 2009；146：54-63.

10）Amadori S, Suciu S, Jehn U, et al. Use of glycosylated recombinant human G-CSF（lenograstim）during and/or after induction chemotherapy in patients 61 years of age and older with acute myeloid leukemia：final results of AML-13, a randomized phase-3 study. Blood. 2005；106：27-34.

11）Beksac M, Ali R, Ozcelik T, et al. Short and long term effects of granulocyte colony-stimulating factor during induction therapy in acute myeloid leukemia patients younger than 65：results of a randomized multicenter phase Ⅲ trial. Leuk Res. 2011；35：340-5.

12）Kang KW, Kim DS, Lee SR, et al. Effect of granulocyte colony-stimulating factor on outcomes in patients with non-M3 acute myelogenous leukemia treated with anthracycline-based induction（7＋3 regimen）chemotherapies. Leuk Res. 2017；57：1-8.

13）川戸正文，三國主税，廣田　豊．急性骨髄性白血病における化学療法後の好中球減少症に対する G-CSF 投与の効果．医療．2003；57：420-5.

14）Ohno R, Tomonaga M, Kobayashi T, et al. Effect of granulocyte colony-stimulating factor after intensive induction therapy in relapsed or refractory acute leukemia. N Engl J Med. 1990；323：871-7.

Q23 (CQ) 成人急性リンパ性白血病の治療において，G-CSF の一次予防投与は有用か？

推奨

成人急性リンパ性白血病の治療において，G-CSF の一次予防投与を行うことを弱く推奨する

推奨の強さ：2（弱い）　エビデンスの強さ：B（中）
合意率：95.7%（22/23 名）

解説

　重篤な骨髄抑制を惹起する急性リンパ性白血病（acute lymphoblastic leukemia；ALL）のがん薬物療法においては，G-CSF の一次予防投与により FN 発症率を低減させる傾向がある。感染による死亡率を減少させるか否かは明確ではないが，OS を改善することが示唆される。二次発がんに与える影響は不明であるが，G-CSF の一次予防投与を行うことが弱く推奨される。

1　本 CQ の背景

　ALL に対しては，標準的な治療は確立されているとは言い難い。従来どおりの治療法ではアントラサイクリン・アルキル化剤などのがん薬物療法を用いることで，重篤な骨髄抑制が避けられないが，近年，思春期・若年成人における ALL 治療に関して，ステロイド・ビンクリスチン・L-アスパラギナーゼなどの薬剤量が比較的多く，治療強度の高い小児プロトコールに準じた治療が，従来型成人 ALL 治療プロトコールと比べてより有効であることが報告されている[1]。NCCN ガイドラインでは，ALL の治療において，G-CSF の投与は推奨されるとしている[2]。ASCO ガイドラインでは，2015 年の改訂で，小児に対する G-CSF 使用が慎重投与から非推奨に変更されているが，小児プロトコールに準じた治療を行うことが多くなっている思春期・若年成人においては同様の言及はされていない[3]。

2　アウトカムの設定

　本 CQ では，小児を除く，がん薬物療法を受ける ALL 患者を対象に，G-CSF を一次予防投与で用いる場合と用いない場合を比較して，「感染による死亡率」「全生存期間（OS）」「発熱性好中球減少症発症率（FN 発症率）」「二次発がん」「原疾患の増悪」「生活の質（QOL）」の 6 項目について評価した。

3　採択された論文

　本 CQ に対する文献検索の結果，PubMed 65 編，Cochrane 1 編，医中誌 34 編が抽出され，これにハンドサーチ 4 編を加えた計 104 編がスクリーニング対象となった。2 回のスクリーニングを経て抽出

された9編（RCT 6編[4-9]，症例対照研究3編[10-12]）を対象に定性的システマティックレビュー，うち2編（感染症による死亡率），3編（FN 発症率），3編（原疾患の増悪）についてメタアナリシスを実施した。

4 アウトカムごとのシステマティックレビュー結果

（1）感染による死亡率 益

　評価可能な RCT 2編[4,7]は，各々55歳，65歳までを対象としており，本 CQ の対象に合致しているが，いずれもプラセボ対照ではなくバイアスリスクはやや高い。メタアナリシスの結果 $I^2＝0\%$ と各研究間での統計学的なばらつきは小さかった。症例対照研究2編中，1編[12]は対照群の症例数が不明で評価困難であり，1編[11]は14例と小規模で historical control との比較であり，非直接性を有する。RCT，症例対照研究のいずれの報告も，G-CSF 一次予防投与の有無で有意差がないという結論で一致していた。

エビデンスの強さ B（中）

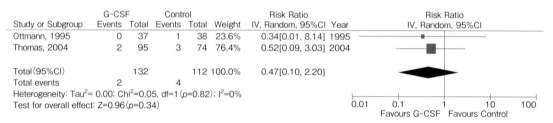

感染による死亡率のメタアナリシス結果

（2）全生存期間（OS）益

　評価可能な RCT 4編[4-6,9]は成人初発 ALL 標準療法症例を対象としており，本 CQ の対象に合致している。1編[5]はプラセボ対照，3編[4,6,9]は open label で軽微なバイアスリスクを有する。効果指標の不一致からメタアナリシスは実施困難であったが，1編[9]は G-CSF 一次予防投与群で有意に良好，3編[4-6]は有意差を認めなかったが，G-CSF 一次予防投与群で OS が長い傾向が認められており，各研究間でばらつきは少ないと考えられた。症例対照研究1編[12]は G-CSF 一次予防投与群が1991～1992年，G-CSF 一次予防投与非実施群が1982～1990年の症例を対象としており，バイアスリスクを有する。この研究では，有意差はないが，G-CSF 一次予防投与群で OS が長い傾向が認められた。

エビデンスの強さ B（中）

（3）発熱性好中球減少症発症率（FN 発症率）益

　評価可能な RCT 3編[6-8]は79歳，65歳，60歳代までの標準治療を受ける成人 ALL を対象とし，年齢中央値からは対象，介入ともに本 CQ に合致している。open label であり軽微なバイアスリスクを有する。RCT 3編では，1編[6]において G-CSF 一次予防投与群で FN 発症率は低く，残る2編[7,8]においても有意差はないが G-CSF 一次予防投与群で FN 発症率が低かった。メタアナリシスの結果，RR 0.67（95%CI：0.42-1.06，$p＝0.09$）と G-CSF 一次予防投与群で FN 発症率が低い傾向を認めた。$I^2＝22\%$ と非一貫性は低かった。症例対照研究1編[11]では，FN 発症率は OR 0.53（95%CI：0.11-2.56）で有意差は認めなかった。

Study or Subgroup	Experimental		Control		Weight	Risk Ratio IV, Random, 95%CI	Risk Ratio IV, Random, 95%CI
	Events	Total	Events	Total			
Geissler, 1997	3	25	11	26	14.8%	0.28[0.09, 0.90]	
Ohno, 1993	20	79	9	28	37.4%	0.79[0.41, 1.52]	
Ottmann, 1995	13	37	18	39	47.8%	0.76[0.44, 1.32]	
Total（95%CI）		141		93	100.0%	0.67[0.42, 1.06]	
Total events	36		38				

Heterogeneity: Tau^2=0.04; Chi^2=2.56, df=2（p=0.28）; I^2=22%
Test for overall effect: Z=1.70（p=0.09）

0.01　0.1　1　10　100
Favours G-CSF　Favours Control

FN 発症率のメタアナリシス結果

（4）二次発がん 害

二次発がんを評価した研究は抽出されなかったため，評価不能とした。

（5）原疾患の増悪 害

評価可能な RCT 3 編[5,7,9]の対象年齢は 79 歳，65 歳，58 歳までの標準治療を受ける成人 ALL を対象とし，年齢中央値から対象，介入ともに CQ に合致し非直接性は低い。1 編[5]のみプラセボ対照試験，残り 2 編[7,9]は open label で軽微なバイアスリスクを有する。メタアナリシスの結果 I^2=22%と各研究間での統計学的なばらつきは小さく，RR は 0.81（95%CI：0.60-1.09，p=0.17）と，G-CSF 一次予防投与群で原疾患の増悪がやや低い傾向にあったが，有意差は認められなかった。症例対照研究 1 編[12]は再発例も含めた治療介入であるため G-CSF 一次予防投与非実施群の情報に乏しく，非直接性もバイアスリスクも高いことから，評価が困難であった。

エビデンスの強さ　A（強）

Study or Subgroup	G-CSF		Control		Weight	Risk Ratio IV, Random, 95%CI	Risk Ratio IV, Random, 95%CI
	Events	Total	Events	Total			
Holowiecki, 2002	10	31	16	27	20.9%	0.54[0.30, 0.99]	
Ottmann, 1995	14	37	18	39	25.3%	0.82[0.48, 1.40]	
Larson, 1998	41	96	46	102	53.8%	0.95[0.69, 1.30]	
Total（95%CI）		164		168	100.0%	0.81[0.60, 1.09]	
Total events	65		80				

Heterogeneity: Tau^2=0.02; Chi^2=2.58, df=2（p=0.28）; I^2=22%
Test for overall effect: Z=1.36（p=0.17）

0.01　0.1　1　10　100
Favours G-CSF　Favours Control

原疾患の増悪のメタアナリシス結果

（6）生活の質（QOL）益

QOL を評価した研究は抽出されなかったため，評価不能とした。

5　システマティックレビューの考察・まとめ

（1）益

ALL の寛解導入療法における G-CSF の一次予防投与により FN 発症率を低減する傾向を認め，原疾患の増悪には影響しない，という結果であった。感染による死亡率には影響がなく，OS が改善する傾向が認められた。いずれも近年の感染症治療薬やがん薬物療法プロトコールを用いた研究報告では

ない。

（2）害

二次発がんに関してのエビデンスは得られなかった。また原疾患の増悪に関しては害となる明確な
エビデンスは得られなかった。

（3）患者の価値観・好み

患者の価値観・好みについて，エビデンスに基づく評価はできていないが，FN 発症率を低減させる
などの望ましい効果や，疼痛などの望ましくない効果の受け止め方にはばらつきがあり得ることを考
慮した。

一般的に考慮して，通常入院にて一貫して行う ALL の治療に関して，G-CSF 投与による通院負担
が増加することはなく，治療効果に関して害悪の恐れも確実なものではないため，患者の価値観・好
みに関して妨げとなる要素はないと推察される。

（4）コスト・資源

コスト・資源について，エビデンスに基づく評価はできていないが，G-CSF 使用によってコストが
かかることを考慮し，G-CSF 使用によって得られる益が，コストや資源に見合ったものであるかどう
かも含めて検討した。

ALL の治療における G-CSF の一次予防投与は，日本においては保険診療として行うことができる。
ALL に対する一貫した治療の一部として，入院診療における診断群分類別包括評価（DPC）や高額療
養費制度を活用することにより，G-CSF 一次予防投与を行うことで患者個人の費用負担が増加する懸
念は，日本においては問題にならないと考える。ただし日本の保険医療費総体としての増加に寄与す
ることは否めないが，今回の検討でその詳細については考慮されていない。

（5）まとめ

本 CQ については，疾患の特性から小児を対象とした文献が多く，一部は 16 歳以上の症例を含んで
いたが，症例の内訳が不明のものは除外した。近年新たに実施された RCT はなく，2000 年代前半以
前の文献が抽出された。システマティックレビューの結果，G-CSF 一次予防投与による益が示唆さ
れ，害は明確ではないことから，G-CSF の一次予防投与を行うことを弱く推奨する。

6 推奨決定会議における協議と投票の結果

推奨決定会議に参加したワーキンググループ委員は 23 名（医師 21 名，看護師 1 名，薬剤師 1 名）で
あった。委員からの事前申告に基づき，経済的 COI・アカデミック COI による推奨決定への影響はな
いと判断された。

システマティックレビューレポートに基づいて，推奨草案「成人急性リンパ性白血病の治療におい
て，G-CSF の一次予防投与を行うことを弱く推奨する」が提示され，推奨決定の協議と投票の結果，
23 名中 22 名（95.7％）が原案に賛同し合意形成に至った。

　近年，より治療強度の高い小児型プロトコールが採用され，実地診療ではG-CSFの一次予防投与も一定の頻度で実施されていると思われるが，今回の検討ではその役割を評価することはできず，今後の課題の一つと考えられた。

　一方でALLは治療成績が改善し長期生存期間が飛躍的に改善しており，近年ASCOガイドラインなどでは，二次発がんなどを懸念して，G-CSFの一次予防投与は推奨から外れている。今回の検討からは二次発がんとQOLに関して評価が困難であった。がん薬物療法が長期間実施されるALLにおいて，G-CSFの使用は支持療法の一部にすぎないため，G-CSFそのものの長期的な影響の評価を行うことは難しく，今後の課題であると考えられた。

参考文献

1) Hayakawa F, Sakura T, Yujiri T, et al ; Japan Adult Leukemia Study Group （JALSG）. Markedly improved outcomes and acceptable toxicity in adolescents and young adults with acute lymphoblastic leukemia following treatment with a pediatric protocol：a phase Ⅱ study by the Japan Adult Leukemia Study Group. Blood Cancer J. 2014 ; 4：e252.

2) NCCN Clinical Practice Guidelines in Oncology. Acute Lymphoblastic Leukemia Version 1. 2022

3) Smith TJ, Bohlke K, Lyman GH, et al, American Society of Clinical Oncology. Recommendations for the Use of WBC Growth Factors：American Society of Clinical Oncology Clinical Practice Guideline Update. J Clin Oncol. 2015 ; 33：3199-212.

4) Thomas X, Boiron JM, Huguet F, et al. Efficacy of granulocyte and granulocyte-macrophage colony-stimulating factors in the induction treatment of adult acute lymphoblastic leukemia：a multicenter randomized study. Hematol J. 2004 ; 5：384-94.

5) Larson RA, Dodge RK, Linker CA, et al. A randomized controlled trial of filgrastim during remission induction and consolidation chemotherapy for adults with acute lymphoblastic leukemia：CALGB study 9111. Blood. 1998 ; 92：1556-64.

6) Geissler K, Koller E, Hubmann E, et al. Granulocyte colony-stimulating factor as an adjunct to induction chemotherapy for adult acute lymphoblastic leukemia--a randomized phase-Ⅲ study. Blood. 1997 ; 90：590-6.

7) Ottmann OG, Hoelzer D, Gracien E, et al. Concomitant granulocyte colony-stimulating factor and induction chemoradiotherapy in adult acute lymphoblastic leukemia：a randomized phase Ⅲ trial. Blood. 1995 ; 86：444-50.

8) Ohno R, Tomonaga M, Ohshima T, et al. Concomitant granulocyte colony-stimulating factor and induction chemoradiotherapy in adult acute lymphoblastic leukemia：a randomized phase Ⅲ trialA randomized controlled study of granulocyte colony stimulating factor after intensive induction and consolidation therapy in patients with acute lymphoblastic leukemia. Japan Adult Leukemia Study Group. Int J Hematol. 1993 ; 58：73-81.

9) Hołowiecki J, Giebel S, Krzemień S, et al. G-CSF administered in time-sequenced setting during remission induction and consolidation therapy of adult acute lymphoblastic leukemia has beneficial influence on early recovery and possibly improves long-term outcome：a randomized multicenter study. Leuk Lymphoma. 2002 ; 43：315-25.

10) Bassan R, Lerede T, Di Bona E, et al. Granulocyte colony-stimulating factor （G-CSF, filgrastim） after or during an intensive remission induction therapy for adult acute lymphoblastic leukaemia：effects, role of patient pretreatment characteristics, and costs. Leuk Lymphoma. 1997 ; 26：153-61.

11) Kantarjian HM, Estey E, O'Brien S, et al. Granulocyte colony-stimulating factor supportive treatment following intensive chemotherapy in acute lymphocytic leukemia in first remission. Cancer. 1993 ; 72：2950-5.

12) Scherrer R, Geissler K, Kyrle PA, et al. Granulocyte colony-stimulating factor（G-CSF）as an adjunct to induction chemotherapy of adult acute lymphoblastic leukemia （ALL）. Ann Hematol. 1993 ; 66：283-9.

Q24 (CQ) 好中球減少症が持続する骨髄異形成症候群において，G-CSF の一次予防投与は有用か？

推 奨

好中球減少症が持続する骨髄異形成症候群において，G-CSF の一次予防投与を行うことを弱く推奨する

推奨の強さ：2（弱い）　エビデンスの強さ：C（弱）
合意率：100%（23/23 名）

解 説

　骨髄異形成症候群（myelodysplastic syndromes；MDS）は，疾患の特性として慢性的な好中球減少を呈する疾患である。本 CQ は，がん薬物療法の対象となる高リスク群 MDS にとどまらず，低リスク群 MDS を含めた全リスク群に共通の慢性的な好中球減少を呈する疾患という特性を踏まえ，がん薬物療法施行の有無については問わないことにし，MDS に対する G-CSF の使用を「一次予防」と定義した。MDS における G-CSF の一次予防投与について，G-CSF 単独投与のエビデンスは乏しく，エリスロポエチンとの同時併用に限定されたエビデンスのみであるが，OS を延長する傾向が示されている。感染症による死亡率の低減への寄与は不明確であるが，G-CSF の一次予防投与を行うことを弱く推奨する。なお G-CSF 投与は，原疾患の増悪には影響しないと推定されるが，実際の投与は個々の患者の病状・全身状態を考慮して実施する必要がある。

1　本 CQ の背景

　MDS は単～多系統の血球減少をきたし，その程度は患者により様々であるが，慢性的で重篤な好中球減少症は，致死的な感染症を合併するリスクとなる。ASCO ガイドラインでは重篤な好中球減少症を呈する患者に対して G-CSF を間欠的に投与することを推奨している[1]。一方 NCCN ガイドラインでは好中球減少症へのルーチンでの投与は推奨しておらず，感染症を繰り返す場合や，感染症が治療抵抗性である場合に対して許容している[2]。日本血液学会「造血器腫瘍診療ガイドライン 2018 年版補訂版」では，「低リスク MDS に対しての G-CSF のエリスロポエチンとの併用投与は，エリスロポエチンへの反応性を上昇させるが，ダルベポエチンの効果増強を目的とした G-CSF の使用は日本では保険適用となっていない」との記載にとどまり，G-CSF 単独の推奨に関しては言及されていない[3]。

2　アウトカムの設定

　本 CQ では，小児を除く，慢性的な好中球減少症を呈する MDS 患者を対象に，G-CSF を一次予防投与で用いる場合と用いない場合を比較して，「感染による死亡率」「全生存期間（OS）」「発熱性好中球減少症発症率（FN 発症率）」「原疾患の増悪」「生活の質（QOL）」「疼痛などの有害事象」の 6 項目

について評価した。

　本 CQ に対する文献検索の結果，PubMed 42 編，Cochrane 1 編，医中誌 27 編が抽出され，これに
ハンドサーチ 14 編を加えた計 84 編がスクリーニング対象となった。2 回のスクリーニングを経て抽出
された 3 編[4-6]を対象に定性的システマティックレビュー，うち 2 編[4,6]についてメタアナリシスを実施
した。

(1) 感染による死亡率 益

　介入が G-CSF だけでなく，エリスロポエチンとの同時投与の RCT 1 編[4]をもとに評価した。感染に
よる死亡率は，G-CSF 一次予防投与の有無で有意差はみられなかった［OR 0.00（95％CI：0-39.0，p
=1.00）］。RCT は 1 編のみに限られるため，結果の解釈には注意が必要である。

エビデンスの強さ B（中）

(2) 全生存期間（OS） 益

　RCT はなく，コホート研究 1 編[5]のみで評価した。介入は，G-CSF とエリスロポエチンの同時投与
であった。1990 年代の症例であり，現在とは支持療法も異なっていた。OS は対照群に比して投与群
で優れ有意差ありとされていたが，低リスク MDS が 6 割を占める集団の検証であること，また輸血
量が少ない症例で OS が優れる傾向にあったことから G-CSF の影響と解釈できない点に注意が必要で
ある。G-CSF による効果は，エリスロポエチンの貧血に対する治療効果の補助的意味合いが強い。

エビデンスの強さ C（弱）

(3) 発熱性好中球減少症発症率（FN 発症率） 益

　発熱性好中球減少症発症率（FN 発症率）を評価した研究は抽出されなかったため，評価不能とし
た。

(4) 原疾患の増悪 害

　RCT 2 編[4,6]，コホート研究 1 編[5]で評価した。いずれも，介入は，G-CSF とエリスロポエチンの同
時投与であった。RCT 2 編は両群合わせてそれぞれ 60 例，30 例と少数例の検討であるが，2000 年以
降の症例であり，支持療法は現在と大きくは変わらないと考えられる。原疾患の増悪は投与群と対照
群とで差はなく，コホート研究でも同様の結論であり，研究間の結果に一貫性はあると判断された。
RCT 2 編でのメタアナリシスにおいて出版バイアスは認められず，RR 1.00（95％CI：0.21-4.74，p=
1.00）であったことから，G-CSF の投与が原疾患の増悪には影響せず，I^2=0％と各研究間での統計学
的なばらつきは小さいと判断された。

エビデンスの強さ B（中）

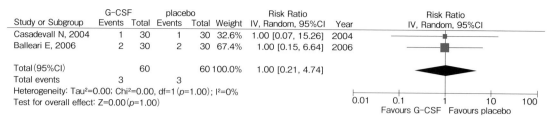

Study or Subgroup	G-CSF Events	Total	placebo Events	Total	Weight	Risk Ratio IV, Random, 95%CI	Year
Casadevall N, 2004	1	30	1	30	32.6%	1.00 [0.07, 15.26]	2004
Balleari E, 2006	2	30	2	30	67.4%	1.00 [0.15, 6.64]	2006
Total (95%CI)		60		60	100.0%	1.00 [0.21, 4.74]	
Total events	3		3				

Heterogeneity: Tau²=0.00; Chi²=0.00, df=1 (p=1.00); I²=0%
Test for overall effect: Z=0.00 (p=1.00)

原疾患の増悪のメタアナリシス結果

(5) 生活の質（QOL） 益

RCT 1 編[4]のみで評価され，介入は，G-CSF とエリスロポエチンの同時投与であった。FACT-An (Functional Assessment of Cancer Therapy-Anemia) の 28 週および 56 週後の改善について，投与群と対照群で有意差はみられなかった［28 週：OR 0.44（95%CI：0.08-2.20，p=0.30），56 週：OR 1.81 （95%CI：0.18-17.5，p=0.64）］。ただし，QOL に影響する因子として，エリスロポエチンによる貧血改善効果があり，G-CSF そのものによる効果の評価は困難である。

エビデンスの強さ　B（中）

(6) 疼痛などの有害事象 害

RCT 1 編[6]のみで評価され，介入は，G-CSF とエリスロポエチンの同時投与であった。投与群と対照群の両群合わせて 30 例と少数例の検討であった。関連する有害事象は多くが注射部位の痒みであり，その頻度は両群で有意差を認めなかった［OR 0.74（95%CI：0.11-4.55，p=1.00）］。また，この有害事象により投与が中断された症例は認められなかった。

エビデンスの強さ　B（中）

5　システマティックレビューの考察・まとめ

(1) 益

好中球減少症が持続する MDS に対する G-CSF 一次予防投与は，いずれもエリスロポエチンとの同時投与の検証のみであり，エビデンスが強いものは存在しなかった。G-CSF とエリスロポエチンの併用により，OS が延長する傾向はあったが，感染症による死亡率の低減への寄与は不明確であった。本 CQ に関する報告は RCT 2 編，コホート研究 1 編のみで，いずれも少数例での検討であることから結果の解釈には注意が必要である。「発熱性好中球減少症発症率（FN 発症率）」で検証された報告は抽出されなかった。

(2) 害

「益」同様に，エビデンスレベルが強いものは存在しなかった。G-CSF の一次予防投与が骨髄系腫瘍である MDS において懸念される「原疾患の増悪」には影響しないことが推定されたが，少数例の検討であることから，結果の解釈には注意が必要である。「疼痛などの有害事象」に関しても同様と推定された。

（3）患者の価値観・好み

患者の価値観・好みについて，エビデンスに基づく評価はできていないが，FN 発症率を低減させるなどの望ましい効果や，疼痛などの望ましくない効果の受け止め方にはばらつきがあり得ることを考慮した。

（4）コスト・資源

コスト・資源について，エビデンスに基づく評価はできていないが，G-CSF 使用によってコストがかかることを考慮し，G-CSF 使用によって得られる益が，コストや資源に見合ったものであるかどうかも含めて検討した。

（5）まとめ

介入が G-CSF のみの投与ではなく，エリスロポエチンが同時投与されていること，MDS に対する標準治療が近年変化していることから，結果の解釈には注意が必要であるが，システマティックレビューの結果からは，益が害を上回ると考えられ，G-CSF の一次予防投与を行うことを弱く推奨する。

6　推奨決定会議における協議と投票の結果

推奨決定会議に参加したワーキンググループ委員は 23 名（医師 21 名，看護師 1 名，薬剤師 1 名）であった。委員からの事前申告に基づき，経済的 COI・アカデミック COI による推奨決定への影響はないと判断された。

システマティックレビューレポートに基づいて，推奨草案「好中球減少症が持続する骨髄異形成症候群において，G-CSF の一次予防投与を行うことを弱く推奨する」が提示され，推奨決定の協議と投票の結果，23 名中 23 名が原案に賛同し合意形成に至った。

7　今後の研究課題

MDS の低リスク群あるいは高リスク群など対象を限定した上で，G-CSF 単独投与の有用性を明らかにする臨床試験の実施が望まれる。

参考文献

1) Smith TJ, Bohlke K, Lyman GH, et al, American Society of Clinical Oncology. Recommendations for the Use of WBC Growth Factors：American Society of Clinical Oncology Clinical Practice Guideline Update. J Clin Oncol. 2015；33：3199-212.
2) NCCN Clinical Practice Guidelines in Oncology. Myelodysplastic Syndrome Version 3. 2022
3) 日本血液学会編．造血器腫瘍診療ガイドライン 2018 年版補訂版．金原出版，2020．
4) Casadevall N, Durieux P, Dubois S, et al. Health, economic, and quality-of-life effects of erythropoietin and granulocyte colony-stimulating factor for the treatment of myelodysplastic syndromes：a randomized, controlled trial. Blood. 2004；104：321-7.
5) Jädersten M, Malcovati L, Dybedal I, et al. Erythropoietin and granulocyte-colony stimulating factor treatment associated with improved survival in myelodysplastic syndrome. J Clin Oncol. 2008；26：3607-13.
6) Balleari E, Rossi E, Clavio M, et al. Erythropoietin plus granulocyte colony-stimulating factor is better than erythropoietin alone to treat anemia in low-risk myelodysplastic syndromes：results from a randomized single-centre study. Ann Hematol. 2006；85：174-80.

Ⅳ. 治療強度増強

Q25 (CQ) 乳がんにおいて，G-CSF 一次予防投与を前提に増強したがん薬物療法を行うことは有用か？

推　奨

乳がんにおいて，G-CSF 一次予防投与を前提に治療強度を増強したがん薬物療法を行うことを弱く推奨する

推奨の強さ：2（弱い）　エビデンスの強さ：A（強）
合意率：100%（23/23 名）

解　説

G-CSF 一次予防投与を前提に，乳がんの周術期がん薬物療法のサイクルを3週毎から2週毎に短縮する dose-dense 療法によって OS や EFS の改善が示唆されており，乳がん周術期治療として dose-dense 療法を行うことを弱く推奨する。

1　本 CQ の背景

乳がんの周術期がん薬物療法は CMF 療法から始まり，アントラサイクリン系抗がん薬の登場，さらにタキサン系抗がん薬の併用により予後改善効果が高まってきた。そして，さらなる予後改善を図るために，用いる薬剤の使用法の検討がなされるようになってきた。その一つとして，ノートン・サイモン仮説に基づき投与間隔を短くする dose-dense 療法が考案された。乳がんの周術期がん薬物療法において従来の3週間隔から2週間隔とする dose-dense 療法が，複数の臨床試験によって検討されてきた。本 CQ では，乳がん周術期がん薬物療法において G-CSF 一次予防投与を前提に治療強度を増強した dose-dense 療法の益と害を評価し，その有用性を検討した。

2　アウトカムの設定

本 CQ では，がん薬物療法を受ける乳がん患者を対象に，G-CSF 一次予防投与を前提に治療強度を増強したがん薬物療法を行う場合（dose-dense 療法）と治療強度を増強しない従来の用法・用量でがん薬物療法を行う場合（conventional 療法）を比較して，「全生存期間（OS）」「発熱性好中球減少症発症率（FN 発症率）」「無イベント生存期間（EFS）」「感染による死亡率」「生活の質（QOL）」「疼痛」の6項目について評価した。

3　採択された論文

本 CQ に対する文献検索の結果，PubMed 473 編，Cochrane 1 編，医中誌 60 編が抽出され，ハンドサーチによる3編を加え合計 537 編がスクリーニング対象となった。2回のスクリーニングを経て抽出

された23編[1-23)]を対象に定性的システマティックレビュー，うちOSについては12編，FN発症率については18編，疼痛については6編，EFSは12編を対象にメタアナリシスを実施した。

4 アウトカムごとのシステマティックレビュー結果

(1) 全生存期間（OS）益

OSは，12編のRCTで評価されており，これらを用いてメタアナリシスを実施した。このうち1編のRCTで両群のイベント数がともに0であったため，解析から除外した。メタアナリシスの結果，dose-dense療法群でOSが延長する傾向が示唆された［HR 0.90（95%CI：0.78-1.03, p=0.13）］。異質性は大きくなく，また出版バイアスはみられなかった。

12編のRCTはすべて非盲検試験であったが，ランダム化の方法などには重大な問題はなかった。しかし，I^2は60%であり，結果のばらつきは中程度と判断した。これらからエビデンスの強さはB（中）と判断した。

エビデンスの強さ　B（中）

Study or Subgroup	log[Hazard Ratio]	SE	Weight	Hazard Ratio IV, Random, 95%CI
Arun BK, 2011	−0.0267	0.247	5.8%	0.97 [0.60, 1.58]
Cameron D, 2017	0.03139	0.08124	14.2%	1.03 [0.88, 1.21]
Citron ML, 2003	−0.3479	0.151	9.9%	0.71 [0.53, 0.95]
Del Mastro L, 2015	−0.4238	0.1273	11.3%	0.65 [0.51, 0.84]
Fountzilas G, 2001	−0.1609	0.2924	4.5%	0.85 [0.48, 1.51]
Margolin S, 2011	0	0		Not estimable
Mavroudis D, 2016	0.1406	0.2394	6.0%	1.15 [0.72, 1.84]
Swain SM, 2013	−0.1399	0.09625	13.3%	0.87 [0.72, 1.05]
Therasse P, 2003	0.04583	0.1372	10.7%	1.05 [0.80, 1.37]
Venturini M, 2005	−0.1391	0.1333	10.9%	0.87 [0.67, 1.13]
Moebus V, 2010	−0.279	0.1268	11.3%	0.76 [0.59, 0.97]
Vriens BE, 2013	0.1288	0.4608	2.2%	3.63 [1.47, 8.95]
Total(95%CI)			100.0%	0.90 [0.78, 1.03]

Heterogeneity: Tau²=0.03; Chi²=25.22, df=10(p=0.005); I²=60%
Test for overall effect: Z=1.53(p=0.13)

OSのメタアナリシス結果

(2) 発熱性好中球減少症発症率（FN発症率）害

FN発症率は18編のRCTでメタアナリシスを実施した。その結果，dose-dense療法群でFN発症率の増加は認めなかった［OR 0.90（95%CI：0.58-1.40, p=0.65）］。バイアスリスクが高く，また，I^2は75%であり，結果のばらつきは中程度と判断した。これらからエビデンスの強さはB（中）と判断した。

エビデンスの強さ　B（中）

(3) 無イベント生存期間（EFS）益

EFSは12編のRCTで評価されておりメタアナリシスを実施した。その結果，dose-dense群でEFSが延長する傾向が示唆された［HR 0.90（95%CI：0.80-1.01, p=0.07）］。出版バイアスはないものの，非盲検試験であることや，I^2は61%と中程度の結果のばらつきを認めたことから，エビデンスの強さはB（中）と判断した。

エビデンスの強さ　B（中）

IV

治療強度増強

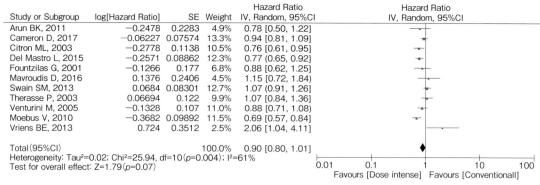

EFS のメタアナリシス結果

（4）感染による死亡率 害

感染による死亡率は 13 編の RCT から合計 8,505 例で評価されていたが，イベントは conventional 療法群の 1 例のみであった。そのため，本アウトカムについてのメタアナリシスは実施しなかった。定性的な評価としては dose-dense 療法での感染による死亡率は増加しないと考えられるが，イベント数が少なく評価は難しいと判断した。

エビデンスの強さ　D（非常に弱い）

（5）生活の質（QOL）害

QOL は 1 編の RCT[22] でのみ評価されていたためメタアナリシスは実施しなかった。本 RCT では，EORTC-QLQ C30 global health status quality-of-life scale を用いて評価された。スコア平均は dose-dense 療法群で 54.3 点，conventional 療法群で 59.4 点であり，スコア 10 点以下の臨床的に意義のある低下は dose-dense 群 67％，conventional 療法群 57％であった。Dose-dense 療法により QOL が低下する可能性が示唆された。RCT は 1 編のみでありエビデンスの強さは C（弱）と判断した。

エビデンスの強さ　C（弱）

（6）疼痛 害

疼痛は 6 編の RCT で評価されておりメタアナリシスを実施した。このうち 1 編の RCT はイベント数が両群ともに 0 であった。メタアナリシスの結果，dose-dense 療法群で疼痛が増強することが示された［OR 2.57（95％CI：1.00-6.62，$p=0.05$）］。

非盲検試験であることと，I^2 は 94％と高い非一貫性を認めたことから，エビデンスの強さは B（中）と判断した。

エビデンスの強さ　B（中）

5　システマティックレビューの考察・まとめ

（1）益

OS と EFS について，ともに延長の傾向が示された。いずれもエビデンスの強さは B（中）であった。

(2) 害

Dose-dense 療法群で疼痛の頻度は増加した。FN 発症率の増加や感染による死亡率の増加は認めず、QOL が低下する可能性を認めたが、エビデンスの強さは D（非常に弱い）～C（弱）であった。

(3) 患者の価値観・好み

患者の価値観・好みについて、エビデンスに基づく評価はできていないが、FN 発症率を低減させるなどの望ましい効果や、疼痛などの望ましくない効果の受け止め方にはばらつきがあり得ることを考慮した。

(4) コスト・資源

コスト・資源について、エビデンスに基づく評価はできていないが、G-CSF 使用によってコストがかかることを考慮し、G-CSF 使用によって得られる益が、コストや資源に見合ったものであるかどうかも含めて検討した。

(5) まとめ

以上より益と害のバランスは益が上回ると判断した。エビデンスの強さは4つのアウトカムで B（中）、1つで C（弱）、1つで D（非常に弱い）であったが、全体としては複数の良くコントロールされた RCT があることから、エビデンスの強さは A（強）と判断した。益である OS や EFS 改善の程度は比較的小さく（ともに HR 0.9）、弱く推奨するとした。

6　推奨決定会議における協議と投票の結果

推奨決定会議に参加したワーキンググループ委員は 23 名（医師 21 名、看護師 1 名、薬剤師 1 名）であった。委員からの事前申告に基づき、経済的 COI・アカデミック COI による推奨決定への影響はないと判断された。

システマティックレビューレポートに基づいて、推奨草案「乳がんにおいて、G-CSF 一次予防投与を前提に治療強度を増強したがん薬物療法を行うことを弱く推奨する」が提示され、推奨決定の協議と投票の結果、23 名中 23 名が原案に賛同し合意形成に至った。

7　今後の研究課題

乳がんにおける dose-dense 療法による OS や EFS の延長効果がより顕著となるような集団を絞り込むことが今後の課題である。

参考文献

1) Fornier MN, Seidman AD, Theodoulou M, et al. Doxorubicin followed by sequential paclitaxel and cyclophosphamide versus concurrent paclitaxel and cyclophosphamide：5-year results of a phase Ⅱ randomized trial of adjuvant dose-dense chemotherapy for women with node-positive breast carcinoma. Clin Cancer Res. 2001；7：3934-41.

2) Fountzilas G, Papadimitriou C, Dafni U, et al. Dose-dense sequential chemotherapy with epirubicin and paclitaxel versus the combination, as first-line chemotherapy, in advanced breast cancer：a randomized study conducted

by the Hellenic Cooperative Oncology Group. J Clin Oncol. 2001 ; 19 : 2232-9.

3) Jackisch C, von Minckwitz G, Eidtmann H, et al. Dose-dense biweekly doxorubicin/docetaxel versus sequential neoadjuvant chemotherapy with doxorubicin/cyclophosphamide/docetaxel in operable breast cancer : second interim analysis. Clin Breast Cancer. 2002 ; 3 : 276-80.

4) De Boer RH, Eisen TG, Ellis PA, et al. A randomised phase II study of conventional versus accelerated infusional chemotherapy with granulocyte colony-stimulating factor support in advanced breast cancer. Ann Oncol. 2002 ; 13 : 889-94.

5) Citron ML, Berry DA, Cirrincione C, et al. Randomized trial of dose-dense versus conventionally scheduled and sequential versus concurrent combination chemotherapy as postoperative adjuvant treatment of node-positive primary breast cancer : first report of Intergroup Trial C9741/Cancer and Leukemia Group B Trial 9741. J Clin Oncol. 2003 ; 21 : 1431-9.

6) Therasse P, Mauriac L, Welnicka-Jaskiewicz M, et al ; EORTC. Final results of a randomized phase III trial comparing cyclophosphamide, epirubicin, and fluorouracil with a dose-intensified epirubicin and cyclophosphamide+filgrastim as neoadjuvant treatment in locally advanced breast cancer : an EORTC-NCIC-SAKK multicenter study. J Clin Oncol. 2003 ; 21 : 843-50.

7) Culine S, Romieu G, Fabbro M, et al. Reducing the time interval between cycles using standard doses of docetaxel and lenogastrim support : a feasibility study. Cancer. 2004 ; 101 : 178-82.

8) von Minckwitz G, Raab G, Caputo A, et al. Doxorubicin with cyclophosphamide followed by docetaxel every 21 days compared with doxorubicin and docetaxel every 14 days as preoperative treatment in operable breast cancer : the GEPARDUO study of the German Breast Group. J Clin Oncol. 2005 ; 23 : 2676-85.

9) Venturini M, Del Mastro L, Aitini E, et al. Dose-dense adjuvant chemotherapy in early breast cancer patients : results from a randomized trial. J Natl Cancer Inst. 2005 ; 97 : 1724-33.

10) Kümmel S, Krocker J, Kohls A, et al. Dose-dense adjuvant chemotherapy for node-positive breast cancer in women 60 years and older : feasibility and tolerability in a subset of patients in a randomized trial. Crit Rev Oncol Hematol. 2006 ; 58 : 166-75.

11) Piedbois P, Serin D, Priou F, et al. Dose-dense adjuvant chemotherapy in node-positive breast cancer : docetaxel followed by epirubicin/cyclophosphamide (T/EC), or the reverse sequence (EC/T), every 2 weeks, versus docetaxel, epirubicin and cyclophosphamide (TEC) every 3 weeks. AERO B03 randomized phase II study. Ann Oncol. 2007 ; 18 : 52-7.

12) Fountzilas G, Dafni U, Gogas H, et al ; Hellenic Cooperative Oncology Group. Postoperative dose-dense sequential chemotherapy with epirubicin, paclitaxel and CMF in patients with high-risk breast cancer : safety analysis of the Hellenic Cooperative Oncology Group randomized phase III trial HE 10/00. Ann Oncol. 2008 ; 19 : 853-60.

13) von Minckwitz G, Kümmel S, du Bois A, et al ; German Breast Group. Pegfilgrastim +/- ciprofloxacin for primary prophylaxis with TAC (docetaxel/doxorubicin/cyclophosphamide) chemotherapy for breast cancer. Results from the GEPARTRIO study. Ann Oncol. 2008 ; 19 : 292-8.

14) Jones RL, Walsh G, Ashley S, et al. A randomised pilot Phase II study of doxorubicin and cyclophosphamide (AC) or epirubicin and cyclophosphamide (EC) given 2 weekly with pegfilgrastim (accelerated) vs 3 weekly (standard) for women with early breast cancer. Br J Cancer. 2009 ; 100 : 305-10.

15) Wildiers H, Dirix L, Neven P, et al. Delivery of adjuvant sequential dose-dense FEC-Doc to patients with breast cancer is feasible, but dose reductions and toxicity are dependent on treatment sequence. Breast Cancer Res Treat. 2009 ; 114 : 103-12.

16) Arun BK, Dhinghra K, Valero V, et al. Phase III randomized trial of dose intensive neoadjuvant chemotherapy with or without G-CSF in locally advanced breast cancer : long-term results. Oncologist. 2011 ; 16 : 1527-34.

17) Margolin S, Bengtsson NO, Carlsson L, et al ; Scandinavian Breast Group Study SBG 2004-1. A randomised feasibility/phase II study (SBG 2004-1) with dose-dense/tailored epirubicin, cyclophoshamide (EC) followed by docetaxel (T) or fixed dosed dose-dense EC/T versus T, doxorubicin and C (TAC) in node-positive breast cancer. Acta Oncol. 2011 ; 50 : 35-41.

18) Swain SM, Tang G, Geyer CE Jr, et al. Definitive results of a phase III adjuvant trial comparing three chemotherapy regimens in women with operable, node-positive breast cancer : the NSABP B-38 trial. J Clin Oncol. 2013 ; 31 : 3197-204.

19) Vriens BE, Aarts MJ, de Vries B, et al ; Breast Cancer Trialists' Group of the Netherlands (BOOG). Doxorubicin/

cyclophosphamide with concurrent versus sequential docetaxel as neoadjuvant treatment in patients with breast cancer. Eur J Cancer. 2013；49：3102-10.

20）Del Mastro L, De Placido S, Bruzzi P, et al；Gruppo Italiano Mammella（GIM）investigators. Fluorouracil and dose-dense chemotherapy in adjuvant treatment of patients with early-stage breast cancer：an open-label, 2× 2 factorial, randomised phase 3 trial. Lancet. 2015；385：1863-72.

21）Mavroudis D, Matikas A, Malamos N, et al；Breast Cancer Investigators of the Hellenic Oncology Research Group （HORG）, Athens, Greece. Dose-dense FEC followed by docetaxel versus docetaxel plus cyclophosphamide as adjuvant chemotherapy in women with HER2-negative, axillary lymph node-positive early breast cancer：a multicenter randomized study by the Hellenic Oncology Research Group （HORG）. Ann Oncol. 2016；27：1873-8.

22）Cameron D, Morden JP, Canney P, et al；TACT2 Investigators. Accelerated versus standard epirubicin followed by cyclophosphamide, methotrexate, and fluorouracil or capecitabine as adjuvant therapy for breast cancer in the randomised UK TACT2 trial（CRUK/05/19）：a multicentre, phase 3, open-label, randomised, controlled trial. Lancet Oncol. 2017；18：929-45.

23）Moebus V, Jackisch C, Lueck HJ, et al. Intense dose-dense sequential chemotherapy with epirubicin, paclitaxel, and cyclophosphamide compared with conventionally scheduled chemotherapy in high-risk primary breast cancer：mature results of an AGO phase Ⅲ study. J Clin Oncol. 2010；28：2874-80.

Ⅳ

治療強度増強

Q26 (FQ)　食道がんにおいて，G-CSF 一次予防投与を前提に増強したがん薬物療法を行うことは有用か？

ステートメント

食道がんにおいて，G-CSF 一次予防投与を前提に増強したがん薬物療法の有用性は明らかではない

合意率：95.8%（23/24 名）

1　本 FQ の背景

　がん薬物療法の強度を増強する方法として，抗がん薬の種類は変えずに，投与量の増量や投与間隔の短縮を行う方法と，併用抗がん薬の種類を増やす方法がある。食道がんに対しては，臨床病期 I B/II/III 食道がん（T4 を除く）に対する術前 CF 療法/DCF 療法/CF 療法＋放射線療法の第 III 相 RCT（JCOG1109）[1]，切除不能または再発食道がんに対する CF 療法と bDCF（biweekly DCF）療法の第 III 相 RCT（JCOG1314）に代表されるように，併用抗がん薬の種類を増やすことが主流となっている。本 Question は，食道がんについて G-CSF 一次予防投与を前提に治療強度を高めることの有用性について検討した。海外の主要なガイドラインでは本 Question に関する記載はない。

2　解説

　本 Question は，食道がんについて G-CSF 一次予防投与を前提に治療強度を高めることの有用性についてシステマティックレビューを行って評価した。本 Question は当初 CQ として，がん薬物療法を受ける食道がん患者を対象とし，G-CSF 一次予防投与を前提に治療強度を増強したがん薬物療法を行う場合と治療強度を増強しない従来の用法・用量でがん薬物療法を行う場合を比較して，「全生存期間（OS）」「発熱性好中球減少発症率（FN 発症率）」「感染による死亡率」「生活の質（QOL）」「疼痛」の 5 項目をアウトカムとして設定し，システマティックレビューでの評価を試みた。文献検索の結果，PubMed 18 編，Cochrane 0 編，医中誌 14 編が抽出され，計 32 編がスクリーニング対象となった。2 回のスクリーニングを経て，症例対照研究 5 編[2-6]，介入試験 1 編[7]が抽出されたが，いずれも文献検索時の標準治療である CF 療法等を対象としておらず，DCF 療法を対象としたものであった。また，G-CSF 投与群で，DCF 療法の増量，投与間隔の短縮は行われておらず，治療強度の増強を目的とした研究でないと判断し，最終的にシステマティックレビューの対象となる文献は抽出されなかった。以上から，本 Question を FQ に転換のうえ，ステートメントを「食道がんについて，G-CSF 一次予防投与を前提に増強したがん薬物療法の有用性は明らかではない」とした。食道がんの新規治療情報については，Q4（FQ）を参照されたい。

参考文献

1) Kato K, Ito Y, Daiko H, et al. A randomized controlled phase III trial comparing two chemotherapy regimen and

chemoradiotherapy regimen as neoadjuvant treatment for locally advanced esophageal cancer, JCOG1109 NExT study. ASCO GI 2022；January 20-22, 2022. Abstract 238.

2）Ishikawa T, Yasuda T, Okayama T, et al. Early administration of pegfilgrastim for esophageal cancer treated with docetaxel, cisplatin, and fluorouracil：A phase Ⅱ study. Cancer Sci. 2019；110：3754-60.

3）髙橋克之，冢瀬　諒，髙橋正也，他．ドセタキセル＋シスプラチン＋5-フルオロウラシル療法施行食道がん患者に対するペグフィルグラスチムによる発熱性好中球減少症の一次予防効果の検討．医療薬学．2017；43：336-43．

4）Yasuda T, Ishikawa T, Ohta T, et al. Impact of Primary Prophylaxis with Pegfilgrastim on Clinical Outcomes in Patients with Advanced Esophageal Cancer Receiving Chemotherapy with Docetaxel, Cisplatin, and 5-FU. Gan To Kagaku Ryoho. 2018；45：1733-6.

5）Yoshida Y, Komori K, Aoki M, et al. Efficacy of pegfilgrastim administration in patients with esophageal cancer treated with docetaxel, cisplatin, and 5-fluorouracil. Pharmazie. 2018；73：613-6.

6）Kawahira M, Yokota T, Hamauchi S, et al. Primary prophylactic granulocyte colony-stimulating factor according to ASCO guidelines has no preventive effect on febrile neutropenia in patients treated with docetaxel, cisplatin, and 5-fluorouracil chemotherapy. Int J Clin Oncol. 2018；23：1189-95.

7）Ohkura Y, Ueno M, Udagawa H. Risk factors for febrile neutropenia and effectiveness of primary prophylaxis with pegfilgrastim in patients with esophageal cancer treated with docetaxel, cisplatin, and 5-fluorouracil. World J Surg Oncol. 2019；17：125.

Ⅳ

治療強度増強

Q27 (FQ)

膵がんにおいて，G-CSF 一次予防投与を前提に増強したがん薬物療法を行うことは有用か？

ステートメント

膵がんにおいて，G-CSF 一次予防投与を前提に増強したがん薬物療法の有用性は明らかではない

合意率：100%（24/24 名）

1 本 FQ の背景

　進行膵がんに対する代表的なレジメンのうち，FOLFIRINOX 療法は FN 発症リスクが高く[1]，modified FOLFIRINOX 療法として用量を減量したレジメンが国内外で開発され[2,3]，FN リスクの低減が図られている。一方で，G-CSF 一次予防投与を前提に治療強度を高める治療戦略も考えられるため，本 Question について検証した。

2 解説

　本 Question は当初 CQ として，がん薬物療法を受ける膵がん患者を対象に，G-CSF 一次予防投与を前提に治療強度を増強したがん薬物療法を行う場合と治療強度を増強しない従来の用法・用量でがん薬物療法を行う場合を比較して，「全生存期間（OS）」「発熱性好中球減少症発症率（FN 発症率）」「感染による死亡率」「生活の質（QOL）」「疼痛」の 5 項目をアウトカムとして設定し，システマティックレビューでの評価を試みた。文献検索の結果，PubMed 14 編，Cochrane 0 編，医中誌 11 編が抽出され，ハンドサーチ 4 編を加えた計 29 編がスクリーニング対象となった。2 回のスクリーニングを経て，症例対照研究 1 編が抽出された。

　抽出された文献は Q6（FQ）で抽出された文献と同一で，Moorcraft らが実施した FOLFIRINOX 療法を実施した局所進行あるいは転移性膵がん 49 例の後ろ向き解析であった[4]。G-CSF 一次予防投与を行うことで，FOLFIRINOX 療法の治療スケジュールや用量を減弱せずに治療できる可能性はあるが，本報告は G-CSF 併用による治療強度増強を目的とした研究ではなく，システマティックレビューの対象となる文献はないと判断した。

　以上から，本 Question を FQ に転換のうえ，ステートメントを「膵がんにおいて，G-CSF 一次予防投与を前提に増強したがん薬物療法の有用性は明らかではない」とした。

　modified FOLFIRINOX 療法に関する報告では FOLFIRINOX 療法原法と遜色ない治療効果(PFS，OS) が報告されており[2,3]，日本における膵がん薬物療法の開発も modified FOLFIRINOX 療法を中心に実施されている。現時点では膵がんにおいて G-CSF 一次予防投与を前提に増強したがん薬物療法の有用性は明らかではないが，治療戦略のひとつになると考えられ，今後の動向が注目される。

参考文献

1) Conroy T, Desseigne F, Ychou M, et al. FOLFIRINOX versus gemcitabine for metastatic pancreatic cancer. N Engl J Med. 2011 ; 364 : 1817-25.

2) Stein SM, James ES, Deng Y, et al. Final analysis of a phase II study of modified FOLFIRINOX in locally advanced and metastatic pancreatic cancer. Br J Cancer. 2016 ; 114 : 737-43.

3) Ozaka M, Ishii H, Sato T, et al. A phase II study of modified FOLFIRINOX for chemotherapy-naïve patients with metastatic pancreatic cancer. Cancer Chemother Pharmacol. 2018 ; 81 : 1017-23.

4) Moorcraft SY, Khan K, Peckitt C, et al. FOLFIRINOX for locally advanced or metastatic pancreatic ductal adeno-carcinoma : The royal marsden experience. Clin Colorectal Cancer. 2014 ; 13 : 232-8.

IV

治療強度増強

Q28 (FQ)

大腸がんにおいて，G-CSF 一次予防投与を前提に増強したがん薬物療法を行うことは有用か？

ステートメント

大腸がんにおいて，G-CSF 一次予防投与を前提に増強したがん薬物療法の有用性は明らかではない

合意率：100%（24/24 名）

1 本 FQ の背景

　がん薬物療法の強度を増強する方法として，抗がん薬の種類は変えずに，投与量の増量や投与間隔の短縮を行う方法と，併用抗がん薬の種類を増やす方法がある。大腸がんでは，フッ化ピリミジン系抗がん薬，オキサリプラチン，イリノテカン，分子標的治療薬を用いた併用レジメンなどが使用されている。抗がん薬として，フッ化ピリミジン系抗がん薬にオキサリプラチンまたはイリノテカンを併用する 2 剤併用ではなく，フッ化ピリミジン系抗がん薬，オキサリプラチン，イリノテカンの 3 剤併用が試みられており，抗がん薬 3 剤併用＋分子標的治療薬は，併用抗がん薬の種類を増やす方法に該当する。海外の主要なガイドラインにおいて，大腸がんについての本 Question に関する記載はない。

2 解説

　本 Question は，大腸がんについて G-CSF 一次予防投与を前提に治療強度を高めることの有用性についてシステマティックレビューを行って評価した。本 Question は当初 CQ として，がん薬物療法を受ける大腸がん患者を対象に，G-CSF 一次予防投与を前提に治療強度を増強したがん薬物療法を行う場合と治療強度を増強しない従来の用法・用量でがん薬物療法を行う場合を比較して，「全生存期間（OS）」「発熱性好中球減少症発症率（FN 発症率）」「感染による死亡率」「生活の質（QOL）」「疼痛」の 5 項目をアウトカムとして設定し，システマティックレビューでの評価を試みた。文献検索の結果，PubMed 36 編，Cochrane 0 編，医中誌 14 編が抽出され，計 50 編がスクリーニング対象となった。2 回のスクリーニングを経た結果，RCT 2 編[1,2]が抽出されたが，検討の結果，G-CSF 投与群で用法・用量の調整は行われておらず，治療強度の増強を目的とした研究でないと判断し，最終的にシステマティックレビューの対象となる文献は抽出されなかった。以上から，本 Question を FQ に転換のうえ，ステートメントを「大腸がんについて，G-CSF 一次予防投与を前提に増強したがん薬物療法の有用性は明らかではない」とした。抗がん薬 3 剤併用＋分子標的治療薬である FOLFOXIRI＋BV 療法は，日本人で高い FN 発症率が報告されているが，国内では用量を調整したレジメンの試験も行われている。いずれも G-CSF の一次予防は用いられていない。詳細は，Q8（CQ）を参照されたい。

参考文献

1) Hecht JR, Pillai M, Gollard R, et al. A randomized, placebo-controlled phase ii study evaluating the reduction of

neutropenia and febrile neutropenia in patients with colorectal cancer receiving pegfilgrastim with every-2-week chemotherapy. Clin Colorectal Cancer. 2010 ; 9 : 95-101.

2) Pinter T, Klippel Z, Cesas A, et al. A Phase Ⅲ, Randomized, Double-Blind, Placebo-Controlled Trial of Pegfilgrastim in Patients Receiving First-Line FOLFOX/Bevacizumab or FOLFIRI/Bevacizumab for Locally Advanced or Metastatic Colorectal Cancer : Final Results of the Pegfilgrastim and Anti-VEGF Evaluation Study (PAVES). Clin Colorectal Cancer. 2017 ; 16 : 103-14. e3.

Ⅳ

治療強度増強

Q29 (FQ)

頭頸部がんにおいて，G-CSF 一次予防投与を前提に増強したがん薬物療法を行うことは有用か？

ステートメント

頭頸部がんにおいて，G-CSF 一次予防投与を前提に増強したがん薬物療法の有用性は明らかではない

合意率：100%（24/24 名）

1 本 FQ の背景

頭頸部がんに対するレジメンのうち，TPF 療法は FN 発症リスクが高いが，G-CSF 一次予防投与を前提に治療強度を保ち，かつ FN 発症リスクを減少させる治療戦略も考えられるため，本 Question について検証した。

2 解説

本 Question は当初 CQ として，がん薬物療法を受ける頭頸部がん患者を対象に，G-CSF 一次予防投与を前提に治療強度を増強したがん薬物療法を行う場合と治療強度を増強しない従来の用法・用量でがん薬物療法を行う場合を比較して，「全生存期間（OS）」「発熱性好中球減少症発症率（FN 発症率）」「感染による死亡率」「生活の質（QOL）」「疼痛」の 5 項目をアウトカムとして設定し，システマティックレビューでの評価を試みた。文献検索の結果，PubMed 46 編，Cochrane 0 編，医中誌 34 編が抽出され，計 80 編がスクリーニング対象となった。2 回のスクリーニングを経て，システマティックレビューの対象となる文献が抽出されなかったため，本 Question を FQ に転換のうえ，ステートメントを「頭頸部がんにおいて，G-CSF 一次予防投与の有用性は明らかではない」とした。

Q10（CQ）で言及した通り，これまで TPF 療法の有用性を検証した臨床試験ではキノロン系抗菌薬を予防投与することで FN 発症を抑制していたが[1,2]，それでも 10%前後の頻度で FN を発症しており，その結果，用量の減量が必要となる症例も存在する。Q10（CQ）で採択された Kawahira らの報告は，TPF 療法を実施された頭頸部がん症例，食道がん症例における G-CSF 一次予防投与実施群，一次予防投与非実施群の治療成績を比較した症例対照研究であるが，G-CSF 一次予防投与によって治療強度はわずかに向上するものの，奏効率，FN 発症率ともに両群に有意差はなかった[3]。TPF 療法では 5-FU が Day 4～5 まで持続投与されるため，抗がん薬投与終了後から G-CSF を投与開始しても骨髄抑制を防ぐ効果が乏しいことが一因として考察されている。TPF 療法で G-CSF 一次予防投与を 5-FU 投与中の Day 3 から開始する試みもあるが[4]，奏効率，PFS，OS などの治療成績向上に寄与するかは不明である。G-CSF の添付文書においてもがん薬物療法中の G-CSF 投与は避けるよう注意喚起されているため，がん薬物療法中の G-CSF 投与の有用性は臨床研究の枠組みで検証されるべきである。

参考文献

1) Pointreau Y, Garaud P, Chapet S, et al. Randomized trial of induction chemotherapy with cisplatin and 5-fluorouracil with or without docetaxel for larynx preservation. J Natl Cancer Inst. 2009；101：498-506.

2) Hitt R, Grau JJ, López-Pousa A, et al. A randomized phase III trial comparing induction chemotherapy followed by chemoradiotherapy versus chemoradiotherapy alone as treatment of unresectable head and neck cancer. Ann Oncol. 2014；25：216-25.

3) Kawahira M, Yokota T, Hamauchi S, et al. Primary prophylactic granulocyte colony-stimulating factor according to ASCO guidelines has no preventive effect on febrile neutropenia in patients treated with docetaxel, cisplatin, and 5-fluorouracil chemotherapy. Int J Clin Oncol. 2018；23：1189-95.

4) Linot B, Augereau P, Breheret R, et al. Efficacy and safety of early G-CSF administration in patients with head and neck cancer treated by docetaxel-cisplatin and 5-fluorouracil（DCF protocol）：a retrospective study. Support Care Cancer. 2014；22：2831-7.

Ⅳ

治療強度増強

卵巣がんにおいて，G-CSF 一次予防投与を前提に増強したがん薬物療法を行うことは有用か？

推　奨

卵巣がんの薬物療法において，G-CSF 一次予防投与を前提に増強したがん薬物療法を行わないことを弱く推奨する

推奨の強さ：2（弱い）　エビデンスの強さ：D（非常に弱い）

合意率：87.0%（20/23 名）

解　説

　卵巣がんのがん薬物療法において，G-CSF の一次予防投与を前提に増強したがん薬物療法は，現時点で検証されているレジメンでは FN 発症率および OS において有意差を示せていないため，有用性は低い。

1　本 CQ の背景

　卵巣がんに対しては，プラチナ系抗がん薬やタキサン系抗がん薬などのレジメンが多く用いられており，さらなる予後改善を図るために，薬剤の使用法で治療強度増強がなされた dose-dense TC 療法（パクリタキセル＋カルボプラチン）も広く採用されている。ただし本ガイドライン 2013 年版 ver.5 に記載された治療強度増強レジメンの中で FN 発症率が 20% を超えるものはなく，実地診療では，治療強度増強レジメンにおいて G-CSF の一次予防投与が行われることはほとんどないと考えられる。

2　アウトカムの設定

　本 CQ では，がん薬物療法を受ける卵巣がん患者を対象に，G-CSF 一次予防投与を前提に治療強度を増強したがん薬物療法を行う場合と治療強度を増強しない従来の用法・用量でがん薬物療法を行う場合を比較して，「全生存期間（OS）」「発熱性好中球減少症発症率（FN 発症率）」「感染による死亡率」「生活の質（QOL）」「疼痛」の 5 項目について評価した。

3　採択された論文

　本 CQ に対する文献検索の結果，PubMed 122 編，Cochrane 0 編，医中誌 25 編が抽出され，計 147 編がスクリーニング対象となった。2 回のスクリーニングを経て抽出された 9 編を対象に定性的システマティックレビューを実施した。

4 アウトカムごとのシステマティックレビュー結果

(1) 全生存期間（OS）益

OS に関する RCT が 1 編[1]，コホート研究が 3 編抽出された[2-4]。RCT ではタキサン系抗がん薬治療歴のない進行/再発卵巣がん患者 330 例がパクリタキセル 175 mg/m^2（従来治療群）と 250 mg/m^2（G-CSF 併用治療増強群）に割り付けられたが，従来治療群と G-CSF 併用治療増強群で OS に有意差はみられなかった。3 編のコホートはいずれも介入群のみの報告であり，従来治療との比較はなされていない。G-CSF の一次予防投与を前提に増強したがん薬物療法を施行した場合，OS に影響を及ぼす可能性は低いと判断された。

エビデンスの強さ **B（中）**

(2) 発熱性好中球減少症発症率（FN 発症率）益

FN 発症率に関する RCT が 1 編[1]，コホート研究が 4 編抽出された[2,5-7]。RCT は前述の OS に関する RCT であり，副次評価項目として FN 発症率を設定している。従来治療群（パクリタキセル 175 mg/m^2）と G-CSF 併用治療増強群（パクリタキセル 250 mg/m^2）において FN 発症率は 22％と 19％で有意差は認められなかった。4 編のコホート研究においてはいずれも介入群のみの報告であり，従来治療との比較はなされていない。

エビデンスの強さ **A（強）**

(3) 感染による死亡率 益

感染による死亡率については，コホート研究が 1 編抽出された[8]。進行卵巣がん患者 22 例に対し，G-CSF 投与下においてパクリタキセル 225 mg/m^2 およびカルボプラチン（AUC 6，7，8，9 の 4 群に分けて投与）が併用されており，感染による死亡は認めなかった。G-CSF 併用法が一次予防投与としてではなかったこと，治療増強群のみのアウトカム報告であることより直接的な関連性は限定的であると考えられた。

エビデンスの強さ **D（非常に弱い）**

(4) 生活の質（QOL）益

QOL については，コホート研究が 1 編抽出された[8]。本研究では G-CSF 併用下で投与した増強したがん薬物療法において Grade 3 以上の血液毒性は高率（好中球減少症 83～100％，貧血 33～75％）であったが，後遺症は認められなかった。単群のアウトカム報告であり，比較はされていない。

エビデンスの強さ **D（非常に弱い）**

(5) 疼痛 害

疼痛に関するコホート研究が 1 編抽出された[2]。進行卵巣がん患者 62 例を対象に，G-CSF 併用下でパクリタキセル 250 mg/m^2，シスプラチン 75 mg/m^2，シクロホスファミド 750 mg/m^2 を投与したところ骨疼痛が 66％に出現したと報告されている。単群報告であり比較はされていない。

エビデンスの強さ **C（弱）**

（1）益

卵巣がんのがん薬物療法において，G-CSF の一次予防投与を前提に増強したがん薬物療法による OS の改善や FN 発症率の低下は示されていない。本 CQ に関しては RCT が 1 編存在するのみで，エビデンスは乏しい。

（2）害

G-CSF の一次予防投与によると思われる骨疼痛の出現率に関する報告が 1 編あるのみで，従来法との比較ではないため評価は困難であった。

（3）患者の価値観・好み

患者の価値観・好みについて，エビデンスに基づく評価はできていないが，FN 発症率を低減させるなどの望ましい効果や，疼痛などの望ましくない効果の受け止め方にはばらつきがあり得ることを考慮した。

（4）コスト・資源

コスト・資源について，エビデンスに基づく評価はできていないが，G-CSF 使用によってコストがかかることを考慮し，G-CSF 使用によって得られる益が，コストや資源に見合ったものであるかどうかも含めて検討した。

6 推奨決定会議における協議と投票の結果

推奨決定会議に参加したワーキンググループ委員は 23 名（医師 21 名，看護師 1 名，薬剤師 1 名）であった。委員からの事前申告に基づき，経済的 COI・アカデミック COI による推奨決定への影響はないと判断された。

システマティックレビューレポートに基づいて，推奨草案「卵巣がんの薬物療法において，G-CSF 一次予防投与を前提に増強したがん薬物療法を行わないことを弱く推奨する」が提示され，推奨決定の協議と投票の結果，23 名中 20 名が原案に賛同し合意形成に至った。

参考文献

1) Omura GA, Brady MF, Look KY, et al. Phase III Trial of Paclitaxel at Two Dose Levels, the Higher Dose Accompanied by Filgrastim at Two Dose Levels in Platinum-Pretreated Epithelial Ovarian Cancer：An Intergroup Study. J Clin Oncol. 2003；21：2843-8.
2) Sarosy GA, Hussain MM, Seiden MV, et al. Ten-Year Follow-Up of a Phase 2 Study of Dose-Intense Paclitaxel With Cisplatin and Cyclophosphamide as Initial Therapy for Poor-Prognosis, Advanced-Stage Epithelial Ovarian Cancer. Cancer. 2010；116：1476-84.
3) Gordon AN, Stringer CA, Matthews CM, et al. Phase I dose escalation of paclitaxel in patients with advanced ovarian cancer receiving cisplatin：rapid development of neurotoxicity is dose-limiting. J Clin Oncol. 1997；15：1965-73.
4) Kohn EC, Sarosy G, Bicher A, et al. Dose-Intense Taxol：High Response Rate in Patients With Platinum-Resistant Recurrent Ovarian Cancer. J Natl Cancer Inst. 1994；86：18-24.

5) Krzemieniecki K, Sevelda P, Erdkamp F, et al. Neutropenia management and granulocyte colony-stimulating factor use in patients with solid tumours receiving myelotoxic chemotherapy—findings from clinical practice. Support Care Cancer. 2014 ; 22 : 667-77.

6) Dimopoulos MA, Papadimitriou C, Hamilos G, et al. Treatment of ovarian germ cell tumors with a 3-day bleomycin, etoposide, and cisplatin regimen : a prospective multicenter study. Gynecol Oncol. 2004 ; 95 : 695-700.

7) Link CJ, Bicher A, Kohn EC, et al. Flexible granulocyte colony-stimulating factor dosing in ovarian cancer patients who receive dose-intense taxol therapy. Blood. 1994 ; 83 : 1188-92.

8) Gordon AN, Hancock KC, Matthews CM, et al. A Phase l/ll dose escalation study of carboplatin in the treatment of newly diagnosed patients with advanced ovarian cancer receiving paclitaxel. Am J Clin Oncol. 1999 ; 22 : 601-5.

Q31 (CQ)
尿路上皮がんにおいて，G-CSF 一次予防投与を前提に増強したがん薬物療法を行うことは有用か？

推 奨

尿路上皮がんにおいて，G-CSF 一次予防投与を前提に治療強度を増強したがん薬物療法*を行うことを弱く推奨する

*該当するレジメンは，dose-dense MVAC 療法

推奨の強さ：2（弱い）　エビデンスの強さ：B（中）

合意率：100%（23/23 名）

解 説

　尿路上皮がんに対する dose-dense MVAC 療法において，G-CSF 一次予防投与を前提に増強したがん薬物療法を行うことは，FN 発症率の低減が示され，OS の延長も示唆されていること，および，害に関する直接的なエビデンスは明確でないことから，弱く推奨される。

1　本 CQ の背景

　尿路上皮がんに対しては，一次治療として GC 療法，GCarbo 療法，あるいは MVAC 療法が用いられている。MVAC 療法については，骨髄抑制が強く，FN 発症率が 26% と報告されており[1]，実地診療では GC 療法が用いられることが多い。

　また，免疫チェックポイント阻害薬のアベルマブとペムブロリズマブは，それぞれ一次治療の維持療法，二次治療として用いられ，三次治療ではエンホルツマブ・ベドチンが用いられるが，いずれも FN 発症率は高くはない。

　本ガイドライン 2013 年版 ver. 5 および ESMO ガイドライン 2010 年版に記載されたレジメンの中では FN 発症率が 20% を超えるものとして MVAC 療法が記載されている[2]。

　治療強度を増強する目的の dose-dense MVAC 療法が，標準的 MVAC 療法に比較し，PFS，5 年生存率で優れることが示されている[1,3]。これらの臨床試験では，dose-dense MVAC 療法において，G-CSF 一次予防投与の使用が推奨されていた。NCCN ガイドライン[4]では，膀胱がんに対する dose-dense MVAC 療法が，G-CSF 一次予防投与のレジメン例として挙げられている。

2　アウトカムの設定

　本 CQ では，がん薬物療法を受ける尿路上皮がん患者を対象に，G-CSF 一次予防投与を前提に治療強度を増強したがん薬物療法を行う場合と治療強度を増強しない従来の用法・用量でがん薬物療法を行う場合を比較して，「全生存期間（OS）」「がん特異的生存期間（CSS）」「発熱性好中球減少症発症率（FN 発症率）」「感染による死亡率」「生活の質（QOL）」「疼痛」の 6 項目について評価した。

3 採択された論文

　本 CQ に対する文献検索の結果，PubMed 56 編，Cochrane 0 編，医中誌 27 編が抽出され，計 83 編がスクリーニング対象となった。2 回のスクリーニングを経て抽出された 7 編を対象に定性的システマティックレビューを実施した。また，感染による死亡率については 2 編の RCT で評価されていたため，メタアナリシスを実施した。

4 アウトカムごとのシステマティックレビュー結果

(1) 全生存期間（OS）益

　OS については，RCT 1 編[1,3)]，コホート研究 3 編[5-7)]で評価されていた。この中でコホート研究 3 編は比較対象が存在しないが，従来の用法・用量で実施する治療と比較した RCT[3)]では OS の延長が示されていた［HR 0.76（95%CI：0.58-0.99)］。

> エビデンスの強さ　B（中）

(2) がん特異的生存期間（CSS）益

　CSS を評価した研究は抽出されなかったため，評価不能とした。

(3) 発熱性好中球減少症発症率（FN 発症率）益

　FN 発症率については，RCT 1 編[1)]で評価されていた。同文献では，FN 発症率の低減が示されていた［RR 0.38（95%CI：0.209-0.687)］。

> エビデンスの強さ　B（中）

(4) 感染による死亡率 益

　RCT 2 編[3,8)]，コホート研究 2 編[5,9)]で評価されており，RCT 2 編のメタアナリシスを実施した。その結果，感染による死亡の OR は 0.97（95%CI：0.27-3.54）であり，感染による死亡率低減は示されなかった。また，対象論文数が 2 つと少なく判断が難しいものの，明らかな出版バイアスは認められなかった。

> エビデンスの強さ　A（強）

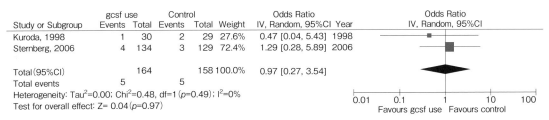

感染による死亡率のメタアナリシス結果

治療強度増強
IV

（5）生活の質（QOL）益

QOL を評価した研究は抽出されなかったため，評価不能とした。

（6）疼痛 害

疼痛について評価したのはコホート研究1編[9]のみであった。この研究では疼痛発現率78％とされているが，比較対象がないことから評価は困難であった。

エビデンスの強さ C（弱）

5 システマティックレビューの考察・まとめ

（1）益

dose-dense MVAC 療法については，OS の延長と FN 発症率の低減が一つの RCT で示されており，G-CSF の一次予防投与は有益と考えられる。CSS, QOL を評価した研究は抽出されず評価不能であった。また，その他のレジメンについては抽出された研究はなく評価は不能であった。

（2）害

疼痛についてのコホート研究1編の報告のみであり，評価は困難であった。

（3）患者の価値観・好み

患者の価値観・好みについて，エビデンスに基づく評価はできていないが，FN 発症率を低減させるなどの望ましい効果や，疼痛などの望ましくない効果の受け止め方にはばらつきがあり得ることを考慮した。

（4）コスト・資源

コスト・資源について，エビデンスに基づく評価はできていないが，G-CSF 使用によってコストがかかることを考慮し，G-CSF 使用によって得られる益が，コストや資源に見合ったものであるかどうかも含めて検討した。

（5）まとめ

本 CQ では7編の論文がシステマティックレビューの対象になったが，最重要アウトカムである OS の延長が示唆されるものの，判断根拠は1編の RCT による。FN 発症率も根拠は RCT 1編であるが介入による発症率低減が示されていた。害についてはコホート研究による疼痛の報告があるも関連性は限定的であり，益が害を上回ると考えられる。本 CQ では「G-CSF 一次予防投与を前提に治療強度を増強したがん薬物療法を行う」ことの有用性について検討したが，実際に抽出された文献は MVAC 療法の治療強度を G-CSF 投与下に増強することを試みたもののみであり，他のレジメンについては検討されていなかった。そのため該当するレジメンを dose-dense MVAC 療法とした上で，エビデンスの強さを B とした。

　推奨決定会議に参加したワーキンググループ委員は 23 名（医師 21 名，看護師 1 名，薬剤師 1 名）であった。委員からの事前申告に基づき，経済的 COI・アカデミック COI による推奨決定への影響はないと判断された。

　システマティックレビューレポートに基づいて推奨草案「尿路上皮がんにおいて，G-CSF 一次予防投与を前提に治療強度を増強したがん薬物療法を行うことを弱く推奨する」が提示された。最重要アウトカムである OS の延長が示されているものの，判断根拠が 1 編の RCT のみ，かつ限られたレジメンであることから，該当するレジメンの注釈をつけたうえで「行うことを弱く推奨する」とした。

　推奨決定の協議と投票の結果，23 名中 23 名が原案に賛同し合意形成に至った。

参考文献

1) Sternberg CN, de Mulder PH, Schornagel JH, et al. Randomized phase III trial of high-dose-intensity methotrexate, vinblastine, doxorubicin, and cisplatin（MVAC）chemotherapy and recombinant human granulocyte colony-stimulating factor versus classic MVAC in advanced urothelial tract tumors：European Organization for Research and Treatment of Cancer Protocol no. 30924. J Clin Oncol. 2001；19：2638-46.

2) Crawford J, Caserta C, Roila F, ESMO Guidelines Working Group. Hematopoietic growth factors：ESMO Clinical Practice Guidelines for the applications. Ann Oncol. 2010；21 Suppl 5：v248-51.

3) Sternberg CN, de Mulder P, Schornagel JH, et al. Seven year update of an EORTC phase III trial of high-dose intensity M-VAC chemotherapy and G-CSF versus classic M-VAC in advanced urothelial tract tumours. Eur J Cancer. 2006；42：50-4.

4) NCCN Clinical Practice Guidelines in Oncology. Hematopoietic Growth Factors Version 1. 2022.

5) Plimack ER, Hoffman-Censits JH, Viterbo R, et al. Accelerated methotrexate, vinblastine, doxorubicin, and cisplatin is safe, effective, and efficient neoadjuvant treatment for muscle-invasive bladder cancer：results of a multi-center phase II study with molecular correlates of response and toxicity. J Clin Oncol. 2014；32：1895-901.

6) Dodd PM, McCaffrey JA, Mazumdar M, et al. Evaluation of drug delivery and survival impact of dose-intense relative to conventional-dose methotrexate, vinblastine, doxorubicin, and cisplatin chemotherapy in urothelial cancer. Cancer Invest. 2000；18：626-34.

7) 井上高光, 小原　崇, 齋藤　満, 他. 転移性尿路上皮癌患者に対する High-Dose-Intensity MVAC 療法と Conventional MVAC 療法との比較検討（POSSIBLE SURVIVAL BENEFIT OF HIGH-DOSE-INTENSITY METHOTREXATE, VINBLASTINE, DOXORUBIGIN, AND CISPLATIN COMBINATION THERAPY（HD-MVAC）OVER CONVENTIONAL MVAC IN METASTATIC UROTHELIAL CARCINOMA PATIENTS）. 泌紀. 2007；53：613-8.

8) Kuroda M, Kotake T, Akaza H, et al. Efficacy of dose-intensified MEC（methotrexate, epirubicin and cisplatin）chemotherapy for advanced urothelial carcinoma：a prospective randomized trial comparing MEC and M-VAC（methotrexate, vinblastine, doxorubicin and cisplatin）. Japanese Urothelial Cancer Research Group. Jpn J Clin Oncol. 1998；28：497-501.

9) Seidman AD, Scher HI, Gabrilove JL, et al. Dose-intensification of MVAC with recombinant granulocyte colony-stimulating factor as initial therapy in advanced urothelial cancer. J Clin Oncol. 1993；11：408-14.

IV

治療強度増強

Q32 (FQ)
非円形細胞軟部肉腫において，G-CSF 一次予防投与を前提に増強したがん薬物療法を行うことは有用か？

ステートメント

非円形細胞軟部肉腫において，G-CSF 一次予防投与を前提に増強したがん薬物療法の有用性は明らかではない

合意率：100%（22/22 名）

1　本 FQ の背景

　非円形細胞軟部肉腫に対しては，アントラサイクリン系抗がん薬やアルキル化薬などを中心に様々なレジメンが用いられ，骨髄抑制のリスクを有するレジメンが広く用いられている[1]。

　ASCO ガイドライン，ESMO ガイドライン 2010 年版，NCCN ガイドラインには，成人の非円形細胞軟部肉腫に対する G-CSF 一次予防投与を前提に増強したがん薬物療法の有用性に関する記載はない[2-4]。

2　解説

　本 Question は当初 CQ として，小児を除く，がん薬物療法を受ける非円形細胞軟部肉腫患者を対象に，G-CSF 一次予防投与を前提に治療強度を増強したがん薬物療法を行う場合と治療強度を増強しない従来の用法・用量でがん薬物療法を行う場合を比較して，「全生存期間（OS）」「発熱性好中球減少症発症率（FN 発症率）」「感染による死亡率」「生活の質（QOL）」「疼痛」の 5 項目をアウトカムとして設定し，システマティックレビューでの評価を試みた。文献検索の結果，PubMed 126 編，Cochrane 0 編，医中誌 28 編が抽出され，計 154 編がスクリーニング対象となった。2 回のスクリーニングを経た結果，システマティックレビューの対象となる文献は 2 編であった。

　文献は，AI 療法（A：ドキソルビシン，I：イホスファミド）を受ける肉腫患者を対象とした RCT 1 編[5]（G-CSF 一次予防投与あり：A 60 mg/m^2＋I 5 g/m^2 3 週毎投与 vs. G-CSF 一次予防投与なし：A 60 mg/m^2＋I 9 g/m^2 4 週毎投与）と非 RCT 1 編[6]（G-CSF 一次予防投与あり：A 90 mg/m^2＋I 10 g/m^2 vs. G-CSF 一次予防投与なし：A 75 mg/m^2＋I 10 g/m^2）であり，いずれの報告でも OS の統計学的比較は行われていなかった。FN 発症率は非 RCT からのみ報告されており，両群ともに全例で FN を発症した。感染による死亡率，QOL，疼痛はいずれの論文でも報告されていなかった。最終的に今回のシステマティックレビューの結果をもとに，本 Question のアウトカムを直接的に評価することは困難であることから，本 Question を FQ に転換のうえ，ステートメントを「非円形細胞軟部肉腫において，G-CSF 一次予防投与を前提に増強したがん薬物療法の有用性は明らかではない」とした。

参考文献

1) Tanaka K, Mizusawa J, Fukuda H, et al. Perioperative chemotherapy with ifosfamide and doxorubicin for high-

grade soft tissue sarcomas in the extremities（JCOG0304）. Jpn J Clin Oncol. 2015；45：555-61.

2) Smith TJ, Bohlke K, Lyman GH, et al, American Society of Clinical Oncology. Recommendations for the Use of WBC Growth Factors：American Society of Clinical Oncology Clinical Practice Guideline Update. J Clin Oncol. 2015；33：3199-212.

3) Crawford J, Caserta C, Roila F, ESMO Guidelines Working Group. Hematopoietic growth factors：ESMO Clinical Practice Guidelines for the applications. Ann Oncol. 2010；21 Suppl 5：v248-51.

4) NCCN Clinical Practice Guidelines in Oncology. Hematopoietic Growth Factors Version 1. 2022.

5) Erkisi M, Erkurt E, Ozbarlas S, et al. The use of recombinant human granulocyte colony-stimulating factor in combination with single or fractionated doses of ifosfamide and doxorubicin in patients with advanced soft tissue sarcoma. J Chemother. 1996；8：224-8.

6) Patel SR, Vadhan-Raj S, Burgess MA, et al. Results of two consecutive trials of dose-intensive chemotherapy with doxorubicin and ifosfamide in patients with sarcomas. Am J Clin Oncol. 1998；21：317-21.

IV

治療強度増強

Q33 （FQ）

横紋筋肉腫において，G-CSF 一次予防投与を前提に増強したがん薬物療法を行うことは有用か？

ステートメント

小児を除く横紋筋肉腫において，G-CSF 一次予防投与を前提に増強したがん薬物療法の有用性は明らかではない

合意率：100%（22/22 名）

1 本 FQ の背景

横紋筋肉腫に対しては，ビンクリスチン，アクチノマイシン D，シクロホスファミドを中心としたレジメンが用いられることが多く，骨髄抑制のリスクを有するレジメンが広く用いられており，小児・思春期を中心とした横紋筋肉腫の治療開発は，G-CSF の一次予防投与を前提として治療強度の高いレジメンを含むものが多い[1]。

ASCO ガイドライン，ESMO ガイドライン 2010 年版，NCCN ガイドラインには，成人の横紋筋肉腫に対する G-CSF 一次予防投与を前提に増強したがん薬物療法の有用性に関する記載はない[2-4]。

2 解説

本 Question は当初 CQ として，小児を除く，がん薬物療法を受ける横紋筋肉腫患者を対象に，G-CSF 一次予防投与を前提に治療強度を増強したがん薬物療法を行う場合と治療強度を増強しない従来の用法・用量でがん薬物療法を行う場合を比較して，「全生存期間（OS）」「発熱性好中球減少症発症率（FN 発症率）」「感染による死亡率」「生活の質（QOL）」「疼痛」の 5 項目をアウトカムとして設定し，システマティックレビューでの評価を試みた。文献検索の結果，PubMed 8 編，Cochrane 0 編，医中誌 0 編が抽出され，計 8 編がスクリーニング対象となった。2 回のスクリーニングを経て，システマティックレビューの対象となる文献が抽出されなかったため，本 Question を FQ に転換のうえ，ステートメントを「小児を除く横紋筋肉腫において，G-CSF 一次予防投与を前提に増強したがん薬物療法の有用性は明らかではない」とした。

参考文献

1) Maurer HM, Beltangady M, Gehan EA, et al. The Intergroup Rhabdomyosarcoma Study-Ⅰ. A final report. Cancer. 1988；61：209-20.
2) Smith TJ, Bohlke K, Lyman GH, et al, American Society of Clinical Oncology. Recommendations for the Use of WBC Growth Factors：American Society of Clinical Oncology Clinical Practice Guideline Update. J Clin Oncol. 2015；33：3199-212.
3) Crawford J, Caserta C, Roila F, ESMO Guidelines Working Group. Hematopoietic growth factors：ESMO Clinical Practice Guidelines for the applications. Ann Oncol. 2010；21 Suppl 5：v248-51.
4) NCCN Clinical Practice Guidelines in Oncology. Hematopoietic Growth Factors Version 1. 2022.

Ewing 肉腫において，G-CSF 投与を前提に増強したがん薬物療法を行うことは有用か？

推　奨

Ewing 肉腫において，G-CSF 一次予防投与を前提に増強したがん薬物療法を行うことを弱く推奨する

推奨の強さ：2（弱い）　エビデンスの強さ：C（弱）
合意率：96.0%（24/25 名）

解　説

　Ewing 肉腫に対する G-CSF 一次予防投与を前提に増強したがん薬物療法は，OS の延長は統計学的に有意ではなかったものの，EFS の延長が質の高い RCT により示されている。以上より，Ewing 肉腫において，G-CSF 一次予防投与を前提に増強したがん薬物療法を行うことを弱く推奨する。

1　本 CQ の背景

　現在，Ewing 肉腫に対しては，アントラサイクリン系抗がん薬やアルキル化薬，トポイソメラーゼ阻害薬などを中心とした多剤併用療法が頻用され，骨髄抑制のリスクが高いレジメンが広く用いられている。根治目的の治療時に選択される代表的なレジメンは VDC/IE 療法である[1]。VDC/IE 療法は 3 週間隔で繰り返し投与する方法が従来行われていたが，近年では，G-CSF 一次予防投与を前提に 2 週間隔で繰り返す増強した投与法も行われている[2]。

　ASCO ガイドライン，ESMO ガイドライン 2010 年版，NCCN ガイドラインには，成人の Ewing 肉腫に対する G-CSF 一次予防投与を前提に増強したがん薬物療法の有用性に関する記載はない[3-5]。

2　アウトカムの設定

　本 CQ では，小児を除く，がん薬物療法を受ける Ewing 肉腫患者を対象に，G-CSF 一次予防投与を前提に治療強度を増強したがん薬物療法を行う場合と治療強度を増強しない従来の用法・用量でがん薬物療法を行う場合を比較して，「全生存期間（OS）」「発熱性好中球減少症発症率（FN 発症率）」「感染による死亡率」「生活の質（QOL）」「疼痛」の 5 項目について評価した。

3　採択された論文

　本 CQ に対する文献検索の結果，PubMed 20 編，Cochrane 0 編，医中誌 5 編が抽出され，計 25 編がスクリーニング対象となった。2 回のスクリーニングを経て 2 編が抽出された。1 編は，現在実地診

療で使用されているレジメンではないので，グループ内で検討した結果，除外する方針とした[6]。もう1編はRCTであり現在のEwing肉腫治療の標準療法の根拠となっているpivotal studyであった[2]。抽出された文献の内容についてCQを担当するグループ内で検討した結果，1編のみではあるが，G-CSFを併用し治療強度増強することを意図した質の高いRCTであったため，本QuestionはCQとして，システマティックレビューを行うこととした。

4　アウトカムごとのシステマティックレビュー結果

(1) 全生存期間（OS）益

　文献はRCT1編[2]のみであった。VDC/IE療法の3週毎投与と2週毎投与を比較するもので，568例の適格症例が登録された。両群ともにフィルグラスチムが一次予防投与で使用されている。OSについて2週毎投与の3週毎投与に対するHRは0.69（95%CI：0.47-1.0，$p=0.056$）で，死亡リスクを下げる傾向にあった。一方，本試験のプライマリーエンドポイントはEFSであり，EFSのHRは0.74（95%CI：0.54-0.99，$p=0.048$）と，統計学的有意差をもって2週毎投与によるEFS延長が示された。OSはエンドポイントに設定されておらずOSの優越性を検証する試験デザインになっていない。日常診療では本試験結果をもって2週毎投与が標準治療と位置づけられている。単独のRCTによる評価であることから，エビデンスの強さはC（弱）と判定した。

> エビデンスの強さ　C（弱）

(2) 発熱性好中球減少症発症率（FN発症率）益

　文献は上述のRCT1編[2]のみで，それぞれのFN発症サイクル数が報告され，2週毎投与でFN発症率が高い傾向があった。文献中で統計学的な検証の記載はないが，ORは1.19［95%CI：0.99-1.43，$p=0.067$（Fisher's exact test）］となった。単独のRCTによる評価であることから，エビデンスの強さはC（弱）と判定した。

> エビデンスの強さ　C（弱）

(3) 感染による死亡率 益

　文献は上述のRCT1編[2]のみであった。2週毎投与で感染症による死亡例が1例報告され，3週毎投与では感染症による死亡例はなかった。イベント数が少なく，正確な評価は困難である。単独のRCTによる評価であることから，エビデンスの強さはD（非常に弱い）と判定した。

> エビデンスの強さ　D（非常に弱い）

(4) 生活の質（QOL）益

　QOLを評価した研究は抽出されなかったため，評価不能とした。

(5) 疼痛 害

　疼痛を評価した研究は抽出されなかったため，評価不能とした。

5 システマティックレビューの考察・まとめ

(1) 益

対象となった文献はRCT 1編のみであった[2]。G-CSF 一次予防投与を前提に治療強度を増強したがん薬物療法であるVDC/IE療法の2週毎投与により，統計学的に有意ではないが，OSが延長する傾向がみられた。FN 発症率および感染症による死亡率について，治療強度を増強したがん薬物療法であるVDC/IE療法の2週毎投与で高い傾向がみられたが統計学的に有意ではなかった。

(2) 害

対象となった文献はRCT 1報のみであった[2]。疼痛については評価不能であった。

(3) 患者の価値観・好み

患者の価値観・好みについて，エビデンスに基づく評価はできていないが，益となる望ましい効果や，疼痛などの望ましくない効果の受け止め方にはばらつきがあり得ることを考慮した。

(4) コスト・資源

コスト・資源について，エビデンスに基づく評価はできていないが，G-CSF 使用によってコストがかかることを考慮し，G-CSF 使用によって得られる益が，コストや資源に見合ったものであるかどうかも含めて検討した。

(5) まとめ

システマティックレビューの対象となったのは，RCT 1編のみであったが，Ewing 肉腫において，G-CSF 一次予防投与を前提に増強したがん薬物療法は益が害を上回ると考えられた。

6 推奨決定会議における協議と投票の結果

推奨決定会議に参加したワーキンググループ委員は25名（医師23名，看護師1名，薬剤師1名）であった。委員からの事前申告に基づき，経済的 COI・アカデミック COI による推奨決定への影響はないと判断された。システマティックレビューレポートに基づいて，推奨草案「Ewing 肉腫において，G-CSF 一次予防投与を前提に増強したがん薬物療法を行うことを弱く推奨する」が提示され，推奨決定の協議と投票の結果，25名中24名が原案に賛同し合意形成に至った。

7 今後の研究課題

Ewing 肉腫は希少がんであるが，G-CSF 一次予防投与を前提に増強したがん薬物療法による OS の延長効果について，さらなる検証が必要である。

参考文献

1) Grier HE, Krailo MD, Tarbell NJ, et al. Addition of ifosfamide and etoposide to standard chemotherapy for Ewing's sarcoma and primitive neuroectodermal tumor of bone. N Engl J Med. 2003；348：694-701.

2) Womer RB, West DC, Krailo MD, et al. Randomized controlled trial of interval-compressed chemotherapy for the treatment of localized Ewing sarcoma : a report from the Children's Oncology Group. J Clin Oncol. 2012 ; 30 : 4148-54.

3) Smith TJ, Bohlke K, Lyman GH, et al, American Society of Clinical Oncology. Recommendations for the Use of WBC Growth Factors : American Society of Clinical Oncology Clinical Practice Guideline Update. J Clin Oncol. 2015 ; 33 : 3199-212.

4) Crawford J, Caserta C, Roila F, ESMO Guidelines Working Group. Hematopoietic growth factors : ESMO Clinical Practice Guidelines for the applications. Ann Oncol. 2010 ; 21 Suppl 5 : v248-51.

5) NCCN Clinical Practice Guidelines in Oncology. Hematopoietic Growth Factors Version 1. 2022.

6) Marina NM, Pappo AS, Parham DM, et al. Chemotherapy dose-intensification for pediatric patients with Ewing's family of tumors and desmoplastic small round-cell tumors : a feasibility study at St. Jude Children's Research Hospital. J Clin Oncol. 1999 ; 17 : 180-90.

バーキットリンパ腫・マントル細胞リンパ腫において，G-CSF 一次予防投与を前提に増強したがん薬物療法を行うことは有用か？

推　奨

バーキットリンパ腫・マントル細胞リンパ腫において，G-CSF 一次予防投与を前提に増強したがん薬物療法を行うことを弱く推奨する

推奨の強さ：2（弱い）　エビデンスの強さ：D（非常に弱い）

合意率：90.9%（20/22 名）

解　説

　バーキットリンパ腫やマントル細胞リンパ腫において，特に若年患者に対して治療強度を高めたがん薬物療法が標準治療として行われている。これらの治療による血液毒性および FN は高頻度に発現し，多くの治療レジメンでは G-CSF 一次予防投与が規定されている。

1　本 CQ の背景

　バーキットリンパ腫に対する代表的な治療レジメンとして，CODOX-M/IVAC 療法＋リツキシマブ，Hyper CVAD/MA 療法＋リツキシマブ，および dose-adjusted EPOCH 療法＋リツキシマブが挙げられる。これらのレジメンに関する比較試験は存在しないため，それぞれの優劣は不明である。いずれも治療強度を高めたレジメンであり，FN 発症率は 20％を超える。いずれも G-CSF 一次予防投与が規定されていた[1-3]。マントル細胞リンパ腫に対する治療方針は，自家造血幹細胞移植併用大量化学療法（自家移植）の適応有無によって異なる。自家移植は主に若年患者が適応となるが，FN 発症率は 20％を超え，G-CSF 一次予防投与が規定されていた[4]。主に高齢患者では自家移植の適応とならず，BR 療法[5]や VR-CAP 療法[6]が標準的な治療レジメンであるが，いずれも G-CSF の一次予防投与は規定されていなかった。BR 療法では FN 発症率は 4％であった。VR-CAP 療法では FN 発症率は 17％であった。

　NCCN ガイドラインでは，Hyper CVAD 療法，dose-adjusted EPOCH 療法は FN 発症率 20％を超える FN の高リスクレジメンとして記載されている[7]。

2　アウトカムの設定

　本 CQ では，小児を除く，がん薬物療法を受けるバーキットリンパ腫・マントル細胞リンパ腫患者を対象に，G-CSF 一次予防投与を前提に治療強度を増強したがん薬物療法を行う場合と治療強度を増強しない従来の用法・用量でがん薬物療法を行う場合を比較して，「全生存期間（OS）」「発熱性好中球減少症発症率（FN 発症率）」「感染による死亡率」「生活の質（QOL）」「疼痛」の 5 項目について評価した。

本 CQ に対する文献検索の結果，PubMed 87 編，Cochrane 0 編，医中誌 2 編が抽出され，これにハンドサーチ 2 編を加えた計 91 編がスクリーニング対象となった。2 回のスクリーニングを経て抽出された 17 編を対象に定性的システマティックレビューを実施した。RCT 1 編[6]は VR-CAP と R-CHOP の比較試験であり，必ずしも治療強度を増強したがん薬物療法ではなく，観察研究 16 編中 8 編は治療強度を増強したがん薬物療法だが，すべて単一群であり対照群がないため，メタアナリシスは実施せず，定性的システマティックレビューのみを実施した。

４ アウトカムごとのシステマティックレビュー結果

（1）全生存期間（OS）益

本 CQ の設定とは異なるため結果の解釈には注意が必要であるが，バーキットリンパ腫では G-CSF 一次予防投与が規定された治療強度を増強したがん薬物療法の施行により，通常のがん薬物療法（CHOP 療法など）のヒストリカル・コントロールと比較して OS の改善が示されている。マントル細胞リンパ腫では G-CSF 一次予防投与を前提とした自家移植を含む治療強度を増強したがん薬物療法の施行により，一部の研究で OS の改善が示されている。

エビデンスの強さ D（非常に弱い）

（2）発熱性好中球減少症発症率（FN 発症率）益

観察研究 15 試験中 7 試験[1,8-13]は，G-CSF 一次予防投与を行い，治療強度を増強したがん薬物療法であるが，11～93％の FN 発症率を認めている。

エビデンスの強さ D（非常に弱い）

（3）感染による死亡率 益

観察研究 16 試験中 8 試験[1,8-14]は，G-CSF 一次予防投与を行い，治療強度を増強したがん薬物療法であるが，0～3％程度の感染による死亡を認めている。

エビデンスの強さ D（非常に弱い）

（4）生活の質（QOL）益

QOL を評価した研究は抽出されなかったため，評価不能とした。

（5）疼痛 害

観察研究 7 試験中 3 試験[8-10]は，G-CSF 一次予防投与を行い，治療強度を増強したがん薬物療法であるが，8～18％で疼痛を認めた。

エビデンスの強さ D（非常に弱い）

(1) 益

RCT は抽出されなかった。観察研究 16 編中 8 編は評価に値するが，対象となる患者群が試験ごとに異なり，単群の試験であることから，直接の比較が困難であり，G-CSF 一次予防投与を前提に治療強度を増強したがん薬物療法の OS，FN 発症率，感染による死亡率，疼痛への影響の判断は難しいと考えられた。なお，QOL を評価した試験はなかったため，評価不能とした。以上から，いずれのアウトカムのエビデンス総体でもエビデンスの強さは D（非常に弱い）と判断した。

しかし，バーキットリンパ腫および移植適応マントル細胞リンパ腫において，標準治療となっている治療強度を高めたがん薬物療法では，いずれの治療レジメンも G-CSF 一次予防投与が規定されていた。

(2) 害

観察研究 7 試験中 3 試験は評価に値するが，すべて単群であり，対象となる患者群や疼痛の部位が試験ごとに異なるため，評価には注意を要する。以上からエビデンスの強さは D（非常に弱い）と判断した。

(3) 患者の価値観・好み

患者の価値観・好みについて，エビデンスに基づく評価はできていないが，FN 発症率を低減させるなどの望ましい効果や，疼痛などの望ましくない効果の受け止め方にはばらつきがあり得ることを考慮した。

(4) コスト・資源

コスト・資源について，エビデンスに基づく評価はできていないが，G-CSF 使用によってコストがかかることを考慮し，G-CSF 使用によって得られる益が，コストや資源に見合ったものであるかどうかも含めて検討した。

(5) まとめ

バーキットリンパ腫および移植適応マントル細胞リンパ腫において，標準治療である治療強度を高めたがん薬物療法では，血液毒性および FN 発症率も高率であるが，いずれの治療レジメンも G-CSF 一次予防投与が規定されていた。したがって，実地診療においても G-CSF 一次予防投与が行われている。エビデンスの強さは D（非常に弱い）と判断した。

6 推奨決定会議における協議と投票の結果

推奨決定会議に参加したワーキンググループ委員は 23 名（医師 21 名，看護師 1 名，薬剤師 1 名）であった。委員からの事前申告に基づき，経済的 COI・アカデミック COI による推奨決定への影響はないと判断された。システマティックレビューレポートに基づいて，推奨草案「行うことを弱く推奨する」が提示され，推奨決定の協議と投票の結果，22 名中 20 名が原案に賛同し合意形成に至った。

IV

治療強度増強

参考文献

1) Maruyama D, Watanabe T, Maeshima AM, et al. Modified cyclophosphamide, vincristine, doxorubicin, and methotrexate（CODOX-M）/ifosfamide, etoposide, and cytarabine（IVAC）therapy with or without rituximab in Japanese adult patients with Burkitt lymphoma（BL）and B cell lymphoma, unclassifiable, with features intermediate between diffuse large B cell lymphoma and BL. Int J Hematol. 2010；92：732-43.

2) Thomas DA, Faderl S, O'Brien S, et al. Chemoimmunotherapy with hyper-CVAD plus rituximab for the treatment of adult Burkitt and Burkitt-type lymphoma or acute lymphoblastic leukemia. Cancer. 2006；106：1569-80.

3) Dunleavy K, Pittaluga S, Shovlin M, et al. Low-intensity therapy in adults with Burkitt's lymphoma. N Engl J Med. 2013；369：1915-25.

4) Ogura M, Yamamoto K, Morishima Y, et al. R-High-CHOP/CHASER/LEED with autologous stem cell transplantation in newly diagnosed mantle cell lymphoma：JCOG0406 STUDY. Cancer Sci. 2018；109：2830-40.

5) Ogura M, Ishizawa K, Maruyama D, et al. Bendamustine plus rituximab for previously untreated patients with indolent B-cell non-Hodgkin lymphoma or mantle cell lymphoma：a multicenter Phase II clinical trial in Japan. Int J Hematol. 2017；105：470-7.

6) Robak T, Huang H, Jin J, et al. Bortezomib-based therapy for newly diagnosed mantle-cell lymphoma. N Engl J Med. 2015；372：944-53.

7) NCCN Clinical Practice Guidelines in Oncology. Hematopoietic Growth Factors Version 1. 2022.

8) Arranz R, Garcia-Noblejas A, Grande C, et al. First-line treatment with rituximab-hyperCVAD alternating with rituximab-methotrexate-cytarabine and followed by consolidation with 90Y-ibritumomab-tiuxetan in patients with mantle cell lymphoma. Results of a multicenter, phase 2 pilot trial from the GELTAMO group. Haematologica. 2013；98：1563-70.

9) Bernstein SH, Epner E, Unger JM, et al. A phase II multicenter trial of hyperCVAD MTX/Ara-C and rituximab in patients with previously untreated mantle cell lymphoma；SWOG 0213. Ann Oncol. 2013；24：1587-93.

10) Kujawski LA, Longo WL, Williams EC, et al. A 5-drug regimen maximizing the dose of cyclophosphamide is effective therapy for adult Burkitt or Burkitt-like lymphomas. Cancer Invest. 2007；25：87-93.

11) Romaguera JE, Fayad L, Rodriguez MA, et al. High rate of durable remissions after treatment of newly diagnosed aggressive mantle-cell lymphoma with rituximab plus hyper-CVAD alternating with rituximab plus high-dose methotrexate and cytarabine. J Clin Oncol. 2005；23：7013-23.

12) Wang M, Fayad L, Cabanillas F, et al. Phase 2 trial of rituximab plus hyper-CVAD alternating with rituximab plus methotrexate-cytarabine for relapsed or refractory aggressive mantle cell lymphoma. Cancer. 2008；113：2734-41.

13) Mead GM, Barrans SL, Qian W, et al. A prospective clinicopathologic study of dose-modified CODOX-M/IVAC in patients with sporadic Burkitt lymphoma defined using cytogenetic and immunophenotypic criteria（MRC/NCRI LY10 trial）. Blood. 2008；112：2248-60.

14) Romaguera JE, Khouri IF, Kantarjian HM, et al. Untreated aggressive mantle cell lymphoma：results with intensive chemotherapy without stem cell transplant in elderly patients. Leuk Lymphoma. 2000；39：77-85.

V. 血液がん

Q36
(BQ)

悪性リンパ腫・多発性骨髄腫の自家末梢血幹細胞採取において，G-CSF の投与は有用か？

ステートメント

悪性リンパ腫・多発性骨髄腫の自家末梢血幹細胞採取において，G-CSF の投与が一般的に行われている

合意率：100%（23/23 名）

1 本 BQ の背景

　自家造血幹細胞移植併用大量化学療法は，悪性リンパ腫や多発性骨髄腫の治療法のひとつである。自家造血幹細胞移植では，患者自身から造血幹細胞を採取し，大量化学療法施行後に輸注する。自家造血幹細胞の採取には，骨髄からの幹細胞採取（骨髄幹細胞採取）と末梢血に動員された幹細胞採取（自家末梢血幹細胞採取）の 2 通りの手法がある。

　NCCN のガイドラインでは，自家末梢血幹細胞採取において，G-CSF の投与は標準治療として扱われている[1]。また，前治療が多い悪性リンパ腫や多発性骨髄腫患者の症例では，G-CSF 単独に比べて，G-CSF とプレリキサホルの併用が自家末梢血幹細胞採取に有用であると記載されている。

2 解説

　本 Question は当初 CQ として，小児を除く，自家末梢血幹細胞採取を受ける悪性リンパ腫・多発性骨髄腫患者を対象に，G-CSF を自家末梢血幹細胞採取で用いる場合と用いない場合を比較して，「CD34 陽性細胞数」「アフェレーシス日数」「入院日数」「コスト」「骨痛」の 5 項目をアウトカムとして設定し，システマティックレビューでの評価を試みた。悪性リンパ腫・多発性骨髄腫の自家末梢血幹細胞採取における G-CSF の投与の有用性に関する定性的システマティックレビューでは 65 編が対象になった。しかしながら，いずれも G-CSF の使用の有無を比較した研究はなく，エビデンスに乏しいと結論づけられた。

　自家末梢血幹細胞採取は骨髄幹細胞採取と比較して，採取が容易であること，全身麻酔が不要であること，移植後の生着が早いことなどの利点がある。このため，現在は自家造血幹細胞採取において，骨髄幹細胞採取が行われることは稀である。自家末梢血幹細胞採取では，造血幹細胞を末梢血中に動員する際に G-CSF 投与を必須とする。循環血液中に造血幹細胞が十分に出現する時期に，血液成分分離装置を用いてアフェレーシス（血球成分の分離）が実施される。定性的システマティックレビューの対象となった 65 編の研究の多くは，自家末梢血幹細胞採取における CD34 陽性細胞数を主たる評価項目としていた。これらの研究は幹細胞採取の方法として，G-CSF 単独と G-CSF とケモカイン受容体（CXCR4 受容体）拮抗薬であるプレリキサホルの併用，G-CSF 単独と G-CSF とがん薬物療法の併用，救援的なプレリキサホルの投与について検討したものがほとんどであった。

　以上のような背景から，本 Question は，エビデンスの強さとして D（非常に弱い）とせざるを得ないが，実臨床では悪性リンパ腫・多発性骨髄腫の自家末梢血幹細胞採取において G-CSF の投与が標準

治療であり，CQ の推奨草案として「行うことを強く推奨する」としていた。しかし，初回投票で合意水準に達しなかったため（合意率 54.5％；12/22 名），推奨決定が保留となった。実臨床では G-CSF 投与が広く浸透していることを考慮し，本 Question を BQ に転換のうえ，ステートメント案を「悪性リンパ腫・多発性骨髄腫の自家末梢血幹細胞採取において，G-CSF の投与が一般的に行われている」として，再度の協議を行い，2 回目の投票で 23 名中 23 名が原案に賛同し合意形成に至った。

　前述の通り本 Question のシステマティックレビューの多くは，G-CSF とプレリキサホルの併用投与の有用性の検討であった。採取された CD34 陽性細胞数を主要評価項目としていることから，アフェレーシスの日数については目標細胞数を達成するまでの日数を評価したものが多く，実日数をアウトカムとした評価は難しいと思われた。また国内では入院でのアフェレーシスが主流であるが，海外では外来でアフェレーシスを実施されていることが多く，海外での研究を評価対象とした場合，入院日数の評価は難しいと思われた。コストについては，少数の研究のみで検討されていたが，G-CSF にプレリキサホルやがん薬物療法を併用した場合に，高コストとなっていた。骨痛に関しては各試験で有害事象として評価されているものの，プラセボとの比較がないため，G-CSF 投与による骨痛の増加は明らかではなかった。

　プレリキサホルに関しては，非ホジキンリンパ腫に対する 3101 試験[2]，多発性骨髄腫に対する 3102 試験[3]が第Ⅲ相 RCT として報告されており，いずれも G-CSF＋プラセボ群と比較し，G-CSF＋プレリキサホル群で採取された CD34 陽性細胞数が有意に多かった。実臨床においては G-CSF とプレリキサホルの併用要否について，患者ごとに判断していく必要があると考えられる。この際，プレリキサホル併用時のコスト増加にも配慮する必要がある。

参考文献

1) NCCN Clinical Practice Guidelines in Oncology. Hematopoietic Cell Transplantation；Stem Cell Mobilization, Version 5, 2021.
2) DiPersio JF, Micallef IN, Stiff PJ, et al. Phase Ⅲ prospective randomized double-blind placebo-controlled trial of plerixafor plus granulocyte colony-stimulating factor compared with placebo plus granulocyte colony-stimulating factor for autologous stem-cell mobilization and transplantation for patients with non-Hodgkin's lymphoma. J Clin Oncol. 2009；27：4767-73.
3) DiPersio JF, Stadtmauer EA, Nademanee A, et al. Plerixafor and G-CSF versus placebo and G-CSF to mobilize hematopoietic stem cells for autologous stem cell transplantation in patients with multiple myeloma. Blood. 2009；113：5720-6.

Q37 (CQ) 前コースで発熱性好中球減少症を認めた悪性リンパ腫に対してがん薬物療法を継続して行う場合，G-CSF の二次予防投与は有用か？

推　奨

前コースで発熱性好中球減少症を認めた悪性リンパ腫に対してがん薬物療法を継続して行う場合，G-CSF の二次予防投与を行うことを弱く推奨する

推奨の強さ：2（弱い）　エビデンスの強さ：D（非常に弱い）

合意率：95.7%（22/23 名）

解　説

　前コースで FN を発症した悪性リンパ腫では，継続してがん薬物療法を行う場合，治療の遅れによる相対用量強度（relative dose intensity；RDI）の減弱，抗がん薬の減量などを要する場合がある。そのため，G-CSF の二次予防投与の有用性を示すエビデンスは乏しいが，前コースと同じ投与量，同じスケジュールを計画する場合，G-CSF の二次予防投与を考慮する。

1　本 CQ の背景

　悪性リンパ腫の治療方法は病型によって異なり，治療強度や FN 発症率も治療レジメンによって異なる。G-CSF 一次予防投与が推奨されない治療レジメンであっても，一度 FN を発症すると，治療の遅れや減量による相対的治療強度の減弱を要する場合があり，治療効果にも影響する可能性がある。NCCN ガイドラインでは，G-CSF の使用歴がなく FN を認めた患者では，前コースと同じ投与量，同じスケジュールを計画する場合，G-CSF 二次予防投与を考慮するべきであるとされている[1]。

2　アウトカムの設定

　本 CQ では，小児を除く，前コースで FN を認め，継続してがん薬物療法を受ける悪性リンパ腫患者を対象に，G-CSF を二次予防投与で用いる場合と用いない場合を比較して，「全生存期間（OS）」「発熱性好中球減少症発症率（FN 発症率）」「感染による死亡率」「生活の質（QOL）」「疼痛」の 5 項目について評価した。

3　採択された論文

　本 CQ に対する文献検索の結果，PubMed 47 編，Cochrane 1 編，医中誌 8 編が抽出され，計 56 編がスクリーニング対象となった。2 回のスクリーニングを経て抽出された 11 編を対象に定性的システマティックレビューを実施した。G-CSF の二次予防投与の有無を比較した試験はなく，上記の 11 編も不均一な研究であったため，メタアナリシスは実施せず，定性的システマティックレビューのみを実施した。

4 アウトカムごとのシステマティックレビュー結果

(1) 全生存期間（OS）益

OS を評価した試験は後ろ向きコホート研究が1編のみであった[2]。SEER のデータベースから非ホジキンリンパ腫（non-Hodgkin lymphoma；NHL）に対するがん薬物療法を受けた 13,203 例を抽出し，G-CSF の使用による予後の改善などを検討した。本解析では，傾向スコアでの調整が行われており，さらに，実施レジメンや全生存者の実数などが明記されていなかったため，その結果の解釈には注意が必要となる。

解析結果としては，G-CSF の二次予防を受けた患者の OS の中央値は 3.1 年であり，受けなかった患者（2.3 年）に比べて良好な結果であり，G-CSF の二次予防投与により有意に予後の改善を認めた［HR 0.87（95%CI：0.82-0.92, $p<0.001$）］。

エビデンスの強さ D（非常に弱い）

(2) 発熱性好中球減少症発症率（FN 発症率）益

FN 発症率を評価できた試験は後ろ向きコホート研究が2編のみであった[3,4]。しかしながら，これら2つの試験では，G-CSF の二次予防投与の定義が，CHOP 療法1サイクル目の FN の有無にかかわらず2サイクル目以降の G-CSF の投与であり，本 CQ の設定とは異なり，結果の解釈には注意が必要である。

CHOP 療法を受けた中悪性度 NHL 170 例の米国からの解析より，G-CSF の二次予防投与での FN 発症率は，7日未満の投与で 16.7%，7日以上の投与で 6.1% であった[3]。さらに，（R）CHOP 療法もしくは（R）CHOP-like 療法を受けた未治療 NHL 199 例のイタリアからの解析より，FN 発症率は，一次予防投与群では 21% に対して，二次予防投与群で 30% であった。それら以外の G-CSF の使用では，FN 発症率は 50% であった[4]。

エビデンスの強さ D（非常に弱い）

(3) 感染による死亡率 益

感染による死亡率を評価した研究は抽出されなかったため，評価不能とした。

(4) 生活の質（QOL）益

QOL を評価した研究は抽出されなかったため，評価不能とした。

(5) 疼痛 害

疼痛を評価した研究は抽出されなかったため，評価不能とした。

5 システマティックレビューの考察・まとめ

(1) 益

対象となる疾患・病態で評価した試験，および，厳密に G-CSF の二次予防投与の有無を比較した試験がなく，G-CSF 二次予防投与の OS と FN 発症率のアウトカムへの影響の評価は困難であった。そのため，いずれのアウトカムのエビデンス総体でもエビデンスの強さは D（非常に弱い）と判断した。

感染による死亡率と QOL については，評価不能であった。

（2）害

疼痛については評価不能であった。

（3）患者の価値観・好み

患者の価値観・好みについて，エビデンスに基づく評価はできていないが，FN 発症率を低減させるなどの望ましい効果や，疼痛などの望ましくない効果の受け止め方にはばらつきがあり得ることを考慮した。

（4）コスト・資源

コスト・資源について，エビデンスに基づく評価はできていないが，G-CSF 使用によってコストがかかることを考慮し，G-CSF 使用によって得られる益が，コストや資源に見合ったものであるかどうかも含めて検討した。

（5）まとめ

対象となる疾患・病態で評価した試験，および，厳密に G-CSF の二次予防投与の有無を比較した試験がなく，それぞれのアウトカムへの影響の評価は困難であった。そのため，エビデンスの強さは D（非常に弱い）と判断した。後ろ向きコホート研究では NHL に対する G-CSF の二次予防投与により OS が改善することが示唆されており[2]，益が害を上回ると考えられた。

6 推奨決定会議における協議と投票の結果

推奨決定会議に参加したワーキンググループ委員は 23 名（医師 21 名，看護師 1 名，薬剤師 1 名）であった。委員からの事前申告に基づき，経済的 COI・アカデミック COI による推奨決定への影響はないと判断された。システマティックレビューレポートに基づいて，推奨草案「行うことを弱く推奨する」が提示され，推奨決定の協議と投票の結果，23 名中 22 名が原案に賛同し合意形成に至った。

参考文献

1) NCCN Clinical Practice Guidelines in Oncology. Hematopoietic Growth Factors Version 1. 2022.
2) Gruschkus SK, Lairson D, Dunn JK, et al. Cost-effectiveness of white blood cell growth factor use among a large nationwide cohort of elderly non-Hodgkin's lymphoma patients treated with chemotherapy. Value Health. 2011；14：253-62.
3) Scott SD, Chrischilles EA, Link BK, et al. Days of prophylactic filgrastim use to reduce febrile neutropenia in patients with non-Hodgkin's lymphoma treated with chemotherapy. J Manag Care Pharm. 2003；9：15-21.
4) Vitolo U, Angrili F, DeCosta L, et al. G-CSF use in patients receiving first-line chemotherapy for non-Hodgkin's lymphoma（NHL）and granulocyte-colony stimulating factors（G-CSF）as observed in clinical practice in Italy. Med Oncol. 2016；33：139.

Q38 (CQ) 成人急性骨髄性白血病（急性前骨髄球性白血病を除く）の治療において，G-CSF とがん薬物療法の併用投与は有用か？

推 奨

成人急性骨髄性白血病（急性前骨髄球性白血病を除く）の治療において，G-CSF とがん薬物療法の併用投与を行わないことを弱く推奨する

推奨の強さ：2（弱い）　エビデンスの強さ：C（弱）
合意率：86.4%（19/22 名）

解 説

　急性骨髄性白血病（acute myeloid leukemia；AML）に対する G-CSF とがん薬物療法の併用投与は OS を改善しない。一方，サブ解析では AML の染色体標準リスクや高用量シタラビンの治療を受けた患者では OS が改善したとの報告があり，一部の患者には有用な可能性がある。

1　本 CQ の背景

　AML に対する G-CSF とがん薬物療法の併用投与は，白血病細胞を細胞周期の S 期に導入し，細胞周期依存性薬剤の感受性を増強させる priming 効果が期待される。Priming 効果は，白血病細胞の殺細胞効果を増強し，AML の治療成績の向上につながる可能性がある。一方，G-CSF とがん薬物療法の併用投与は，治療強度の増強を目的としているため，安全性への懸念がある。

　ASCO ガイドライン[1]には，AML での G-CSF とがん薬物療法の併用投与に関する記載はない。NCCN ガイドライン[2]は，60 歳未満の AML 予後標準リスクまたは不良リスクに対して，がん薬物療法に G-CSF を併用したレジメン（FLAG 療法）を category 2B で推奨している。

2　アウトカムの設定

　本 CQ では，小児を除く，がん薬物療法を受ける AML 患者（急性前骨髄球性白血病を除く）を対象に，G-CSF を AML のがん薬物療法に併用する場合と併用しない場合を比較して，「感染による死亡率」「全生存期間（OS）」「原疾患の増悪」「治療成績の向上（Priming 効果）」「血球減少期間」「二次発がん」「疼痛などの有害事象」「生活の質（QOL）」の 8 項目について評価した。

3　採択された論文

　本 CQ に対する文献検索の結果，PubMed 196 編，Cochrane 1 編，医中誌 77 編が抽出され，計 274 編がスクリーニング対象となった。2 回のスクリーニングを経て抽出された 11 編を対象に定性的システマティックレビューを行い，原疾患の増悪（3 編），治療成績の向上（Priming 効果）（10 編），疼痛

などの有害事象（2編）のアウトカムについてメタアナリシスを行った。

4 **アウトカムごとのシステマティックレビュー結果**

（1）感染による死亡率 害

　評価可能な RCT 1編[3]は，60歳以下の初発 AML を対象としたもので，プラセボ対照ではなくバイアスリスクを有する。感染による死亡率は G-CSF 併用の有無で有意差を認めなかった［OR 1.83（95%CI：0.79-4.52, $p=0.175$）］。対照群・介入群とも 300 例を超え，本 CQ と関連性のある良質な文献であるが，1編での評価のため，結果の解釈には注意を要する。

エビデンスの強さ **B（中）**

（2）全生存期間（OS） 益

　RCT 5編中1編は高齢者のみ[4]，2編は 60歳以下[3,5]，2編は全年齢層の初発 AML[6,7]を対象とし，G-CSF に併用する治療は標準的がん薬物療法（アントラサイクリン＋標準量シタラビンをもとにした治療）以外に高用量シタラビンを含む複数のランダム化が含まれ，研究間で異なる。プラセボ対照ではなくバイアスリスクも有する。RCT 5編とも OS に有意差を認めなかったが，サブ解析では AML の染色体標準リスク[3]，高用量シタラビンの治療を受けた患者[5]で G-CSF 併用群の OS が有意に良好であった。効果指標の相違によりメタアナリシスの実施は困難であった。症例対照研究は 5編を解析し，初発 AML 3編[8-10]（1編は染色体予後良好群のみ），再発・難治性 AML 1編[11]，二次性 AML 1編[12]など対象は様々で，介入も 2編はプリンアナログ＋高用量シタラビン療法 vs. 標準的がん薬物療法と非対称な比較で[10,12]，本 CQ の設定とは相違がありバイアスが大きい。再発・難治 AML 2編の解析では，G-CSF 併用群の OS が有意に良好で[11]，5年全生存率は良好な傾向（$p=0.054$）[12]にあったが，残りの 3編は有意差なく一貫していない。総じて G-CSF 併用群は OS に影響せず，対象によっては益となる可能性があるが，報告が一貫せず明確ではない。

エビデンスの強さ **B（中）**

（3）原疾患の増悪 害

　RCT 3編はいずれも初発 AML を対象とし，年齢も 60歳以下が 2編[3,5]，全年齢が 1編[6]，併用治療は標準的がん薬物療法が 1編[3]，高用量シタラビン vs. 標準量シタラビンなどその他のランダム化を有する試験が 2編[5,6]あり，いずれもプラセボ対照ではなく本 CQ の設定とは相違がありバイアスリスクを有する。再発率は 1編[3]で有意に低く（$p=0.04$），2編[5,6]は有意差を認めなかった。メタアナリシスの結果 $I^2=4\%$ と研究間での結果のばらつきは小さく，RR 0.91（95%CI：0.82-1.01, $p=0.08$）と G-CSF 併用群で再発率が低い傾向にあった。症例対照研究 4編のうち，2編[8,10]は 80代までの高齢者を含み，また初発 AML 3編[8-10]（1編は染色体予後良好群のみ），再発・難治性 AML 1編[11]と対象の背景が異なっていた。介入も，1編[10]はプリンアナログ＋高用量シタラビン療法 vs. 標準的がん薬物療法のように非対称な比較で本 CQ の設定とは相違があった。1編で有意に G-CSF 併用群の再発率が低く[9]，2編で RFS が良好[10,11]であったが，効果指標の相違からメタアナリシスの実施は困難であった。総じて G-CSF 併用は原疾患の増悪に有意な影響を与えず，対象によっては益となる可能性があるが，報告が一貫せず明確ではない。また，益とされる報告の背景に多様性があり，結果の解釈に注意を要する。

エビデンスの強さ **A（強）**

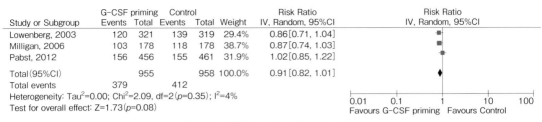

Study or Subgroup	G-CSF priming Events	Total	Control Events	Total	Weight	Risk Ratio IV, Random, 95%CI
Lowenberg, 2003	120	321	139	319	29.4%	0.86[0.71, 1.04]
Milligan, 2006	103	178	118	178	38.7%	0.87[0.74, 1.03]
Pabst, 2012	156	456	155	461	31.9%	1.02[0.85, 1.22]
Total (95%CI)		955		958	100.0%	0.91[0.82, 1.01]
Total events	379		412			

Heterogeneity: Tau^2=0.00, Chi^2=2.09, df=2(p=0.35); I^2=4%
Test for overall effect: Z=1.73(p=0.08)

原疾患の増悪のメタアナリシス結果

（4）治療成績の向上（Priming 効果） 益

　完全寛解導入率を効果指標とした。RCT 6 編の対象は，全年齢 2 編[6,7]，高齢者のみが 1 編[4]，60 歳以下 2 編[3,5]，66 歳以下が 1 編[13] と多様であった。4 編[3-5,7] が初発 AML，2 編は再発・難治性 AML[6,13] を対象とし，併用治療は標準的がん薬物療法が 3 編，高用量シタラビンと標準量シタラビンなどその他のランダム化も行った試験が 3 編，プラセボ対照は 1 編[13] のみで本 CQ の設定とは相違がありバイアスリスクを有した。メタアナリシスの結果は I^2=55% と研究間でばらつきが大きく，RR 1.03（95% CI：0.96-1.10，p=0.42）と CR 率に有意差を認めなかった。症例対照研究 4 編の対象は全年齢が 3 編[9,10,12]，60 歳以下 1 編[11]，初発 AML 3 編[9,10,12]，難治性 AML 1 編[11] と患者の背景が異なっている。がん薬物療法は，1 編がプリンアナログ＋高用量シタラビン療法 vs. 標準的がん薬物療法と非対称[10]，初発・再発難治 AML など，研究間での設定に相違を認めバイアスリスクを有していた。メタアナリシスの結果は I^2=3% と一貫しており，RR 1.27（95%CI：1.12-1.43，p=0.0002）と有意に G-CSF 併用群で奏効率が優れた。G-CSF 併用の治療奏効率への影響は，RCT では有意差なく非 RCT では有意に益となり，乖離がみられた。初発高齢 AML や予後不良群（非 RCT 4 編）など，対象によっては益となる可能性が示唆されたが，報告が一貫せず明確ではない。

エビデンスの強さ A（強）

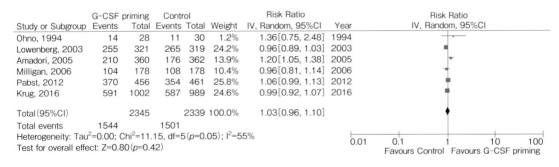

Study or Subgroup	G-CSF priming Events	Total	Control Events	Total	Weight	Risk Ratio IV, Random, 95%CI	Year
Ohno, 1994	14	28	11	30	1.2%	1.36[0.75, 2.48]	1994
Lowenberg, 2003	255	321	265	319	24.2%	0.96[0.89, 1.03]	2003
Amadori, 2005	210	360	176	362	13.9%	1.20[1.05, 1.38]	2005
Milligan, 2006	104	178	108	178	10.4%	0.96[0.81, 1.14]	2006
Pabst, 2012	370	456	354	461	25.8%	1.06[0.99, 1.13]	2012
Krug, 2016	591	1002	587	989	24.6%	0.99[0.92, 1.07]	2016
Total (95%CI)		2345		2339	100.0%	1.03[0.96, 1.10]	
Total events	1544		1501				

Heterogeneity: Tau^2=0.00; Chi^2=11.15, df=5(p=0.05); I^2=55%
Test for overall effect: Z=0.80(p=0.42)

Study or Subgroup	G-CSF priming Events	Total	Control Events	Total	Weight	Risk Ratio IV, Random, 95%CI	Year
Estey, 1994	71	112	45	85	24.1%	1.20[0.94, 1.53]	1994
Martin, 2009	33	53	5	18	2.5%	2.24[1.03, 4.86]	2009
Halpern, 2018	85	99	70	100	59.2%	1.23[1.05, 1.43]	2018
Vulaj, 2018	28	40	32	66	14.3%	1.44[1.05, 1.99]	2018
Total (95%CI)		304		269	100.0%	1.27[1.12, 1.43]	
Total events	217		152				

Heterogeneity: Tau^2=0.00; Chi^2=3.10, df=3(p=0.38); I^2=3%
Test for overall effect: Z=3.78(p=0.0002)

Priming 効果のメタアナリシス結果

(5) 血球減少期間 害

RCT 4編で対象年齢は2編が60歳以下[3,5]，1編が66歳以下[13]，1編[6]は全年齢，対象病期は初発AML 2編[3,5]，再発・難治性AML 2編[6,13]，治療は標準的がん薬物療法2編[3,13]，高用量シタラビンと標準量シタラビンなどその他のランダム化を有する試験が2編[5,6]含まれ多様である。2編はG-CSF併用群で好中球減少期間が有意に短縮[6,13]，1編は有意差なし[3]，1編は有意に好中球減少が遷延（cycle 2のみ）[5]しており研究間で結果が一貫していなかった。効果指標の相違からメタアナリシスの実施は困難であった。症例対照研究は2編で，1編は初発の二次性AMLのみを対象とし[12]，治療はプリンアナログ＋高用量シタラビン療法 vs. 標準的がん薬物療法と非対称であった。2編ともG-CSF群で有意に好中球減少期間が短縮した[9,12]。研究間で結果は一貫しておらず，またG-CSFはがん薬物療法開始時から好中球回復まで使用を継続する設定が多く，G-CSF併用そのものによる血球減少期間への影響は明確ではない。

エビデンスの強さ B（中）

(6) 二次発がん 害

二次発がんを評価した研究は抽出されなかったため，評価不能とした。

(7) 疼痛などの有害事象 害

RCTは2編[4,13]が評価可能で，66歳以下の難治性AML[13]または高齢者の初発AML[4]を対象とし，1編[13]のみプラセボ対照で本CQの設定との相違を認めバイアスリスクを有する。メタアナリシスの結果はI^2＝0%であり，研究間での結果のばらつきは小さく，介入群と対照群で骨痛などの疼痛に有意差を認めなかった。ただし，症例数が少なく，結果の解釈には注意を要する。

エビデンスの強さ B（中）

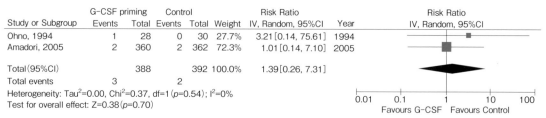

疼痛などの有害事象のメタアナリシス結果

(8) 生活の質（QOL） 益

QOLを評価した研究は抽出されなかったため，評価不能とした。

---

5 システマティックレビューの考察・まとめ

(1) 益

AMLに対するG-CSFとがん薬物療法の併用投与によるOSと治療成績の向上（Priming効果）は，RCTでは明らかには示されなかった。しかし，サブ解析では染色体標準リスク群や高用量シタラビンの治療を受けた患者で，G-CSF併用によりOSが有意に改善していた。また症例対照研究2編で，再発・難治AMLにおけるG-CSF併用の有用性が示されており，対象によっては有益な可能性がある。

一方，多様な背景の症例が多彩なレジメンで評価されており，現時点では確実に推奨し得る患者群は抽出できていない。

（2）害

G-CSF とがん薬物療法の併用投与は，感染による死亡率の増加，原疾患の増悪，疼痛などの有害事象の発現には影響していなかった。また，G-CSF 併用投与による血球減少期間への影響は，好中球回復まで G-CSF を投与している設定が多かったため評価が困難であった。

（3）患者の価値観・好み

患者の価値観・好みについて，エビデンスに基づく評価はできていないが，OS と治療成績の向上（Priming 効果）などの望ましい効果や，疼痛などの望ましくない効果の受け止め方にはばらつきがあり得ることを考慮した。

（4）コスト・資源

コスト・資源について，エビデンスに基づく評価はできていないが，G-CSF 使用によってコストがかかることを考慮し，G-CSF 使用によって得られる益が，コストや資源に見合ったものであるかどうかも含めて検討した。

（5）まとめ

AML に対する G-CSF とがん薬物療法の併用投与による OS の改善は明らかでなく，害を上回る益があるとは言えないため，G-CSF とがん薬物療法の併用投与を行わないことを弱く推奨する。

6 推奨決定会議における協議と投票の結果

推奨決定会議に参加したワーキンググループ委員は 23 名（医師 21 名，看護師 1 名，薬剤師 1 名）であった。委員からの事前申告に基づき，経済的 COI・アカデミック COI による推奨決定への影響はないと判断した。システマティックレビューレポートに基づいて，推奨草案を提示し，推奨決定の協議と投票の結果，22 名中 19 名（86.4％）が原案に賛同し合意形成に至った。

7 今後の研究課題

システマティックレビューでは，AML に対する G-CSF とがん薬物療法の併用投与による OS の改善は明らかではなかったが，サブ解析では AML の染色体標準リスクや高用量シタラビンの治療を受けた患者では OS が改善したとの報告があり，一部の患者には有用な可能性がある。今後，G-CSF とがん薬物療法の併用投与が推奨される患者群を特定する研究が望まれる。

なお，推奨決定会議後の 2022 年 2 月 4 日に「再発又は難治性の急性骨髄性白血病に対する抗悪性腫瘍剤との併用療法」について公知申請に係る事前評価が終了し，フルダラビン，シタラビン等のがん薬物療法併用下におけるレノグラスチムとフィルグラスチムは保険適用の対象となることが通知された。

参考文献

1) Smith TJ, Bohlke K, Lyman GH, et al, American Society of Clinical Oncology. Recommendations for the Use of WBC growth factors : American Society of Clinical Oncology Clinical Practice Guideline Update. J Clin Oncol. 2015 ; 33 : 3199-212.

2) NCCN Clinical Practice Guidelines in Oncology. Acute Myeloid Leukemia Version 1. 2022

3) Löwenberg B, van Putten W, Theobald M, et al. Effect of priming with granulocyte colony-stimulating factor on the outcome of chemotherapy for acute myeloid leukemia. N Engl J Med. 2003 ; 349 : 743-52.

4) Amadori S, Suciu S, Jehn U, et al. Use of glycosylated recombinant human G-CSF (lenograstim) during and/or after induction chemotherapy in patients 61 years of age and older with acute myeloid leukemia : final results of AML-13, a randomized phase-3 study. Blood. 2005 ; 106 : 27-34.

5) Pabst T, Vellenga E, van Putten W, et al. Favorable effect of priming with granulocyte colony-stimulating factor in remission induction of acute myeloid leukemia restricted to dose escalation of cytarabine. Blood. 2012 ; 119 : 5367-73.

6) Milligan DW, Wheatley K, Littlewood T, et al. Fludarabine and cytosine are less effective than standard ADE chemotherapy in high-risk acute myeloid leukemia, and addition of G-CSF and ATRA are not beneficial : results of the MRC AML-HR randomized trial. Blood. 2006 ; 107 : 4614-22.

7) Krug U, Berdel WE, Gale RP, et al. Increasing intensity of therapies assigned at diagnosis does not improve survival of adults with acute myeloid leukemia. Leukemia. 2016 ; 30 : 1230-6.

8) Borthakur G, Kantarjian H, Wang X, et al. Treatment of core-binding-factor in acute myelogenous leukemia with fludarabine, cytarabine, and granulocyte colony-stimulating factor results in improved event-free survival. Cancer. 2008 ; 113 : 3181-5.

9) Estey E, Thall P, Andreeff M, et al. Use of granulocyte colony-stimulating factor before, during, and after fludarabine plus cytarabine induction therapy of newly diagnosed acute myelogenous leukemia or myelodysplastic syndromes : comparison with fludarabine plus cytarabine without granulocyte colony-stimulating factor. J Clin Oncol. 1994 ; 12 : 671-8.

10) Halpern AB, Othus M, Huebner EM, et al. Phase 1/2 trial of GCLAM with dose-escalated mitoxantrone for newly diagnosed AML or other high-grade myeloid neoplasms. Leukemia. 2018 ; 32 : 2352-62.

11) Martin MG, Augustin KM, Uy GL, et al. Salvage therapy for acute myeloid leukemia with fludarabine, cytarabine, and idarubicin with or without gemtuzumab ozogamicin and with concurrent or sequential G-CSF. Am J Hematol. 2009 ; 84 : 733-7.

12) Vulaj V, Perissinotti AJ, Uebel JR, et al. The FOSSIL Study : FLAG or standard 7＋3 induction therapy in secondary acute myeloid leukemia. Leuk Res. 2018 ; 70 : 91-6.

13) Ohno R, Naoe T, Kanamaru A, et al. A double-blind controlled study of granulocyte colony-stimulating factor started two days before induction chemotherapy in refractory acute myeloid leukemia. Kohseisho Leukemia Study Group. Blood. 1994 ; 83 : 2086-92.

VI. その他

Q39
(BQ)
発熱性好中球減少症の発症リスクと相関する患者背景因子は何か？

ステートメント

発熱性好中球減少症の発症の背景因子として，高齢，がん薬物療法や放射線療法の既往，performance status 不良や発熱性好中球減少症の既往などが挙げられる

合意率：95.7%（22/23 名）

1　本 BQ の背景

　FN の発症リスクを高める患者背景因子を把握することはがん薬物療法を安全かつ適切に行う上で極めて重要である。さまざまながん種のエビデンスから，FN 発症リスクと相関する患者背景因子を総合的に検証するため，本 BQ を設定した。

　NCCN ガイドライン[1]では，65 歳以上の高齢者，がん薬物療法や放射線療法の既往，好中球減少症や腫瘍の骨髄浸潤の存在，performance status（PS）不良，腎機能低下や肝機能低下などが挙げられている。

　ASCO ガイドライン[2]においては，65 歳以上の高齢者，進行がん，がん薬物療法や放射線療法の既往，好中球減少症や腫瘍の骨髄浸潤の存在，開放創や直近の手術歴，PS 不良，腎機能低下や肝機能低下，心疾患，HIV 感染などが挙げられている。

　EORTC ガイドライン[3]では，65 歳以上の高齢者，進行がん，FN の既往，G-CSF や予防的抗菌薬の不使用などが挙げられている。

　ESMO ガイドライン 2016 年版[4]ではリスク因子に関する記載はない。

2　解説

　本 BQ では，がん薬物療法による FN の発症リスクと相関する患者背景因子を検討した。

　文献検索の結果，PubMed 595 編，Cochrane 5 編，医中誌 96 編が抽出され，これにハンドサーチ 1 編を加えた計 697 編がスクリーニング対象となった。2 回のスクリーニングを経て抽出された 45 編を対象に検討を行った。

　高齢に関しては複数のがん種で多数の臨床研究により FN の発症リスクと相関する背景因子であることが報告されている[5-8]。ただし高齢の定義は報告により異なり，60 歳[5]，65 歳[6,7]，70 歳[8]などとされている。小細胞肺がん 175 例の RCT[5]では，多変量解析の結果，年齢（60 歳以上）のみ FN 発症リスクの背景因子であるとしている。また血液腫瘍の領域でも同様に高齢が FN 発症の背景因子とされている。非ホジキンリンパ腫（non-Hodgkin lymphoma；NHL）577 例の報告では 3 サイクル以内に FN を発症するリスクとして 65 歳以上の年齢が挙げられている[9]。

　高齢以外の FN 発症リスクの背景因子としては，先行するがん薬物療法や放射線療法の既往歴，PS

不良，FN の既往歴，骨髄への腫瘍浸潤による造血機能障害，進行がん，腎機能障害や肝機能障害等の重篤な合併症などが挙げられている[1-11]。またこれらのリスク因子をスコア化し，がん薬物療法の毒性発現を正確に予測し得ることが報告されている[12]。ステートメントとしては，「高齢，がん薬物療法や放射線療法の既往，PS 不良や FN の既往など」を FN の発症リスクの背景因子とした。

参考文献

1) NCCN Clinical Practice Guidelines in Oncology. Hematopoietic Growth Factors Version 1. 2022.

2) Smith TJ, Bohlke K, Lyman GH, et al, American Society of Clinical Oncology. Recommendations for the Use of WBC Growth Factors：American Society of Clinical Oncology Clinical Practice Guideline Update. J Clin Oncol. 2015；33：3199-212.

3) Aapro MS, Cameron DA, Pettengell R, et al；European Organisation for Research and Treatment of Cancer (EORTC) Granulocyte Colony-Stimulating Factor (G-CSF) Guidelines Working Party. EORTC guidelines for the use of granulocyte-colony stimulating factor to reduce the incidence of chemotherapy-induced febrile neutropenia in adult patients with lymphomas and solid tumours. Eur J Cancer. 2006；42：2433-53.

4) Klastersky J, de Naurois J, Rolston K, et al. Management of febrile neutropaenia：ESMO Clinical Practice Guidelines. Ann Oncol. 2016；27 (suppl 5)：v111-8.

5) Timmer-Bonte JN, de Boo TM, Smit HJ, et al. Prevention of chemotherapy-induced febrile neutropenia by prophylactic antibiotics plus or minus granulocyte colony-stimulating factor in small-cell lung cancer：a Dutch Randomized Phase III Study. J Clin Oncol. 2005；23：7974-84.

6) Volovat C, Bondarenko I, Gladkov O, et al. Efficacy and safety of lipegfilgrastim compared with placebo in patients with non-small cell lung cancer receiving chemotherapy：post hoc analysis of elderly versus younger patients. Support Care Cancer. 2016；24：4913-20.

7) Lyman GH, Kuderer NM, Crawford J, et al. Predicting individual risk of neutropenic complications in patients receiving cancer chemotherapy. Cancer. 2011；117：1917-27.

8) Shayne M, Culakova E, Poniewierski MS, et al. Dose intensity and hematologic toxicity in older cancer patients receiving systemic chemotherapy. Cancer. 2007；110：1611-20.

9) Morrison VA, Picozzi V, Scott S, et al；Oncology Practice Pattern Study Working Group. The impact of age on delivered dose intensity and hospitalizations for febrile neutropenia in patients with intermediate-grade non-Hodgkin's lymphoma receiving initial CHOP chemotherapy：a risk factor analysis. Clin Lymphoma. 2001；2：47-56.

10) Chao C, Page JH, Yang SJ, et al. History of chronic comorbidity and risk of chemotherapy-induced febrile neutropenia in cancer patients not receiving G-CSF prophylaxis. Ann Oncol. 2014；25：1821-9.

11) Chen C, Chan A, Yap K. Visualizing clinical predictors of febrile neutropenia in Asian cancer patients receiving myelosuppressive chemotherapy. J Oncol Pharm Pract. 2013；19：111-20.

12) Aagaard T, Reekie J, Roen A, et al. Development and validation of a cycle-specific risk score for febrile neutropenia during chemotherapy cycles 2-6 in patients with solid cancers：The CSRFENCE score. Int J Cancer. 2020；146：321-8.

VI

その他

Q40 (CQ)　がん薬物療法を受けて発熱性好中球減少症を発症した固形がん患者において，G-CSF の二次予防投与は有用か？

推　奨

がん薬物療法を受けて発熱性好中球減少症を発症した固形がん患者*において，
G-CSF の二次予防投与を行うことを弱く推奨する
*特に治癒を含む十分な効果を期待でき，治療強度を下げない方がよいと考えられる疾患

推奨の強さ：2（弱い）　エビデンスの強さ：B（中）
合意率：100%（23/23 名）

解　説

治癒を含む十分な効果を目的として，相対用量強度（relative dose intensity；RDI）を下げない方がよいと考えられるがん薬物療法における G-CSF の二次予防投与は，OS を改善するというエビデンスは乏しいが，FN 発症率の低下，RDI の維持を示す弱いエビデンスが存在し，害に関するエビデンスが明確でないことから弱く推奨する。

1　本 CQ の背景

一次予防投与が推奨されていないがん薬物療法レジメンにおいて，前コースで FN や遷延性好中球減少症を発症した場合，次のコースにおける対処の選択肢として，G-CSF の二次予防投与や，がん薬物療法の減量・スケジュールの変更が考えられる。

ASCO ガイドライン[1]，ESMO ガイドライン 2016 年版[2]，NCC ガイドライン[3]では，減量や治療の延期が治療効果に悪影響を及ぼすようながん薬物療法において，前コースで好中球減少による合併症を起こし，かつ，G-CSF の一次予防投与が行われていない場合，G-CSF の二次予防投与が考慮される，と記載されている。しかしながら，ASCO ガイドラインには，多くの臨床状況においては，減量や延期が合理的な代替案であるかもしれない，とも記載されている。

2　アウトカムの設定

本 CQ では，がん薬物療法を受けて FN を発症し，同じレジメンで次コースを行う固形がん患者を対象に，G-CSF を二次予防投与で用いる場合と G-CSF を二次予防投与で用いずにがん薬物療法の減量や延期を考慮する場合を比較して，「全生存期間（OS）」「発熱性好中球減少症発症率（FN 発症率）」「感染による死亡」「生活の質（QOL）」「疼痛」「相対用量強度（relative dose intensity；RDI）」の 6 項目について評価した。がん薬物療法の RDI と効果や治癒率に関連が示されているがん種（早期乳がんや胚細胞腫瘍など）が存在することから，本 CQ のアウトカムには RDI を含めた。

本 CQ に対する文献検索の結果，PubMed 355 編，Cochrane 2 編，医中誌 35 編が抽出され，計 392 編がスクリーニング対象となった。2 回のスクリーニングを経て抽出された 12 編を対象に定性的システマティックレビューを実施した。

4 アウトカムごとのシステマティックレビュー結果

(1) 全生存期間（OS） 益

OS は，コホート研究 1 編[4]で評価されていた。この研究では，G-CSF の二次予防投与を実施した 11 例中 1 例（9.1％）が死亡，実施しなかった 13 例中 7 例（53.8％）が死亡しており（log-rank test，p =0.019），G-CSF の二次予防投与により OS の延長が示唆された。しかし，サンプル数が少ないコホート研究であり，不精確性が高いため，関連性については限定的であった。

エビデンスの強さ C（弱）

(2) 発熱性好中球減少症発症率（FN 発症率） 益

FN 発症率は，RCT 1 編[5]，前向き観察研究が 1 編[6]，後ろ向きコホート研究 8 編[4,7-13]で評価されていた。周術期がん薬物療法中の早期乳がん患者を対象とした 396 例の RCT[5]では好中球減少に関連する事象（neutropenic event；NE）の RR 0.116（95％CI：0.073-0.185）であった。また，周術期（47％）と転移性（53％）の固形がん症例を含む前向き観察研究[6]では，多変量解析にて G-CSF の二次予防投与のみが NE の再発を有意に減少していた［HR 0.32（95％CI：0.24-0.43，p<0.001）］。ただし，これらの研究では，NE の定義として，FN のほかに治療延期や減量を要する好中球減少も含まれており，FN 発症率が低下しているかは不明であった。

エビデンスの強さ B（中）

(3) 感染による死亡率 益

感染による死亡率を評価した研究は抽出されなかったため，評価不能とした。

(4) 生活の質（QOL） 益

決定分析を使用して quality-adjusted life year（QALY）を評価した研究が 1 編存在した[14]。ただし，この研究は仮想症例におけるモデル分析であり，実際の症例の QOL を収集して評価したものではなかったため，本 CQ の評価対象外とした。

(5) 疼痛 害

疼痛は，コホート研究 1 編[11]で評価されていた。研究コホート 1,473 例中 83 例（5.6％）で筋骨格系の疼痛が認められていたが，本コホートには G-CSF の二次予防投与だけでなく，一次予防投与，治療投与も含まれており，かつ比較対象がないことから，評価は困難であった。

エビデンスの強さ D（非常に弱い）

（6）相対用量強度（RDI） 益

　RDI については RCT 1 編[5]，コホート研究 4 編[4,8-10]で評価されていた。乳がん患者を対象とした RCT[5]では，85％以上の RDI を保てなかった率は G-CSF 二次予防投与群 200 例中 100 例（50.0％），対照群 201 例中 151 例（75.1％）であり，G-CSF 二次予防投与群で有意に RDI（85％以上）が保たれる結果であった［OR 3.02（95％CI：1.98-4.61）］。

エビデンスの強さ B（中）

5 システマティックレビューの考察・まとめ

（1）益

　G-CSF の二次予防投与において，最も重要度の高いアウトカムと設定した OS は，延長が示唆されたが，コホート研究 1 編のみによる評価であり，エビデンスの強さは C（弱）とした。一方で，FN 発症率と RDI については，エビデンスの強さ B（中）で，有益であることが示唆された。感染による死亡率と QOL に関する研究は抽出されず，評価不能であった。

（2）害

　疼痛について評価されたコホート研究 1 編が存在したが，この試験では，G-CSF の一次予防投与や治療投与の症例も含まれた解析であり，エビデンスの強さは D（非常に弱い）であった。

（3）患者の価値観・好み

　患者の価値観・好みについて，エビデンスに基づく評価はできていないが，FN 発症率を低減させるなどの望ましい効果や，疼痛などの望ましくない効果の受け止め方にはばらつきがあり得ることを考慮した。

（4）コスト・資源

　コスト・資源について，エビデンスに基づく評価はできていないが，G-CSF 使用によってコストがかかることを考慮し，G-CSF 使用によって得られる益が，コストや資源に見合ったものであるかどうかも含めて検討した。

（5）まとめ

　G-CSF の二次予防投与は，益の指標として設定した生存の改善を示す弱いエビデンス，FN 発症の減少，RDI の改善を示す中等度のエビデンスが存在した。害の指標として設定した疼痛について，関連性は限定的であった。そのため，G-CSF の二次予防投与は，益が害を上回ると考えられた。ただし，今回抽出されたほとんどの研究の対象は，早期乳がんなど，治癒を含む十分な効果を目的として RDI を下げない方がよいと考えられる疾患であった。そのため，これらの疾患に限定して G-CSF の二次予防投与を弱く推奨するとした。

6 推奨決定会議における協議と投票の結果

　推奨決定会議に参加したワーキンググループ委員は 23 名（医師 21 名，看護師 1 名，薬剤師 1 名）で

あった。委員からの事前申告に基づき，経済的 COI・アカデミック COI による推奨決定への影響はないと判断された。

　システマティックレビューレポートに基づいて，推奨草案「がん薬物療法を受けて発熱性好中球減少症を発症した固形がん患者において，G-CSF の二次予防投与を行うことを弱く推奨する」が，「特に治癒を含む十分な効果を期待でき，治療強度を下げない方がよいと考えられる疾患」という注釈とともに提示された。推奨決定の協議と投票の結果，23 名中 23 名が原案に賛同し合意形成に至った。

参考文献

1) Smith TJ, Bohlke K, Lyman GH, et al, American Society of Clinical Oncology. Recommendations for the Use of WBC Growth Factors：American Society of Clinical Oncology Clinical Practice Guideline Update. J Clin Oncol. 2015；33：3199-212.

2) Klastersky J, de Naurois J, Rolston K, et al. Management of febrile neutropaenia：ESMO Clinical Practice Guidelines. Ann Oncol. 2016；27（suppl 5）：v111-8.

3) NCCN Clinical Practice Guidelines in Oncology. Hematopoietic Growth Factors Version 1. 2022.

4) Yamao K, Takenaka M, Yoshikawa T, et al. Clinical Safety and Efficacy of Secondary Prophylactic Pegylated G-CSF in Advanced Pancreatic Cancer Patients Treated with mFOLFIRINOX：A Single-center Retrospective Study. Intern Med. 2019；58：1993-2002.

5) Leonard RC, Mansi JL, Keerie C, et al. A randomised trial of secondary prophylaxis using granulocyte colony-stimulating factor（'SPROG' trial）for maintaining dose intensity of standard adjuvant chemotherapy for breast cancer by the Anglo-Celtic Cooperative Group and NCRN. Ann Oncol. 2015；26：2437-41.

6) Freyer G, Jovenin N, Yazbek G, et al. Granocyte-colony stimulating factor（G-CSF）has significant efficacy as secondary prophylaxis of chemotherapy-induced neutropenia in patients with solid tumors：results of a prospective study. Anticancer Res. 2013；33：301-7.

7) Meisel A, von Felten S, Vogt DR, et al. Severe neutropenia during cabazitaxel treatment is associated with survival benefit in men with metastatic castration-resistant prostate cancer（mCRPC）：A post-hoc analysis of the TROPIC phase III trial. Eur J Cancer. 2016；56：93-100.

8) Sakurada T, Bando S, Zamami Y, et al. Prophylactic administration of granulocyte colony-stimulating factor in epirubicin and cyclophosphamide chemotherapy for Japanese breast cancer patients：a retrospective study. Cancer Chemother Pharmacol. 2019；84：1107-14.

9) Vitolo U, Angrili F, DeCosta L, et al. G-CSF use in patients receiving first-line chemotherapy for non-Hodgkin's lymphoma（NHL）and granulocyte-colony stimulating factors（G-CSF）as observed in clinical practice in Italy. Med Oncol. 2016；33：139.

10) Julius JM, Hammerstrom A, Wei C, et al. Defining the impact of the use of granulocyte colony stimulating factors on the incidence of chemotherapy-induced neutropenia in patients with gynecologic malignancies. J Oncol Pharm Pract. 2017；23：121-7.

11) Tesch H, Ulshöfer T, Vehling-Kaiser U, et al. Prevention and treatment of chemotherapy-induced neutropenia with the biosimilar filgrastim：a non-interventional observational study of clinical practice patterns. Oncol Res Treat. 2015；38：146-52.

12) Rueda A, Sevilla I, Gumà J, et al. Secondary prophylactic G-CSF（filgrastim）administration in chemotherapy of stage I and II Hodgkin's lymphoma with ABVD. Leuk Lymphoma. 2001；41：353-8.

13) Gupta S, Singh PK, Bhatt ML, et al. Efficacy of granulocyte colony stimulating factor as a secondary prophylaxis along with full-dose chemotherapy following a prior cycle of febrile neutropenia. Biosci Trends. 2010；4：273-8.

14) Graczyk J, Cheung MC, Buckstein R, et al. Granulocyte colony-stimulating factor as secondary prophylaxis of febrile neutropenia in the management of advanced-stage Hodgkin lymphoma treated with adriamycin, bleomycin, vinblastine and dacarbazine chemotherapy：a decision analysis. Leuk Lymphoma. 2014；55：56-62.

VI

その他

Q41 (CQ) がん薬物療法中の発熱性好中球減少症患者に，G-CSF の治療投与は有用か？

推 奨

がん薬物療法中の発熱性好中球減少症患者に，G-CSF の治療投与を行わないことを弱く推奨する

推奨の強さ：2（弱い）　エビデンスの強さ：C（弱）
合意率：87.0%（20/23 名）

解 説

　がん薬物療法中に発症した FN 患者に対して G-CSF の治療投与は，感染による死亡率の有意な改善は認めず，ルーチンの使用は推奨されない。海外ガイドラインにおいてもルーチンの使用は推奨されていないが，高リスクの場合は投与を考慮するとされている。リスク因子としては，長期間続く好中球減少，好中球数 100/μL 未満，高齢，重篤な全身状態，真菌感染などが挙げられている。

1　本 CQ の背景

　本 CQ が対象とする状況は，実地診療で出会う機会が多い。本ガイドライン 2013 年版 ver. 5 では，「ルーチンに G-CSF の治療投与をすべきでない。ただし，G-CSF の予防投与を受けていた FN 患者では，G-CSF の継続投与が勧められる。G-CSF の予防投与を受けていない FN 患者では，高リスクの場合，G-CSF の治療投与を検討する。」となっている。ASCO ガイドライン[1]では，FN 患者に対して抗菌薬と一緒にルーチンで colony stimulating factors（CSFs）を使用すべきではないとしている。一方，感染関連合併症のリスクが高い患者や重篤化を予測する予後因子を有する患者では考慮するとしている。高リスク患者の特徴として，好中球低下の持続期間が 10 日より長いと予測される場合，好中球数 100/μL 未満，65 歳より高齢，原疾患が制御されていない状況，肺炎，低血圧，敗血症の症状としての多臓器不全の合併，侵襲性真菌感染，入院中の発熱が挙げられている。ESMO ガイドライン 2010 年版[2]でも，リスクの高くない FN 患者に対する G-CSF の使用は推奨していない。一方，リスクが高い FN 患者では使用が推奨されている。具体的には，7 日より長引く FN，低血圧，敗血症，肺炎，真菌感染が挙げられている。NCCN ガイドライン[3]では，予防的 G-CSF 投与を受けていない患者において，感染関連合併症のリスクがない患者では治療投与が推奨されない。一方でリスクがある患者では治療投与を考慮するとしている。リスクとして，敗血症，65 歳より高齢，好中球数 100/μL 未満，好中球低下の持続期間が 10 日より長いと予測される場合，肺炎，ほかの合併が明らかになっている感染を有する場合，侵襲性真菌感染，入院中の発熱，FN 発症の既往が挙げられている。

1 アウトカムの設定

本 CQ では，がん薬物療法を受けて FN を発症した固形がん患者を対象に，G-CSF を治療投与で用いる場合と用いない場合を比較して，「全生存期間（OS）」「感染による死亡率」「入院期間」「生活の質（QOL）」「疼痛」の 5 項目について評価した。

3 採択された論文

本 CQ に対する文献検索の結果，PubMed 198 編，Cochrane 4 編，医中誌 130 編が抽出され，計 332 編がスクリーニング対象となった。2 回のスクリーニングを経て抽出された RCT 2 編[4,5]を対象に定性的システマティックレビュー，メタアナリシスを実施した。

4 アウトカムごとのシステマティックレビュー結果

(1) 全生存期間（OS） 益

OS を評価した研究は抽出されなかったため，評価不能とした。

(2) 感染による死亡率 益

感染による死亡率については，RCT 2 編[4,5]が抽出され，メタアナリシスを行った。イベント数/対象症例数は，G-CSF 治療投与群で 5/134 例（3.73％），G-CSF 非投与群で 6/129 例（4.65％），RR 0.83（95％CI：0.27-2.58，$p=0.54$）という結果であり，有意差を認めなかった。ランダム化の手法などにバイアスリスクは存在するものの，重大な問題となるほどのリスクではないと考えられた。2 編の文献における感染による死亡の相対リスクは，それぞれ 0.33，0.95 と乖離があり，文献間のばらつきを認めた。また文献数が少なく出版バイアスもあると考えられた。

エビデンスの強さ C（弱）

(3) 入院期間 益

抽出された RCT 2 編[4,5]において，入院期間について文献のデータは中央値のみであり，メタアナリシスは施行していない。定性的システマティックレビューでは，1 編の文献で，G-CSF 治療投与により入院期間が有意に短縮していたが，もう 1 編では入院期間に有意差はみられなかった。このため，文献間のばらつきがあると判断した。

エビデンスの強さ C（弱）

(4) 生活の質（QOL） 益

QOL を評価した研究は抽出されなかったため，評価不能とした。

(5) 疼痛 害

疼痛を評価した研究は抽出されなかったため，評価不能とした。

5　システマティックレビューの考察・まとめ

(1) 益

　感染による死亡率について2編のRCTのメタアナリシスの結果，有意差は認められなかった。また入院期間について，2編のRCTにおいて一貫性のある結果は示されなかった。QOLについて，対象となる文献は抽出されなかった。これらの結果より，G-CSFの治療投与による益は見いだせなかった。感染による死亡率，入院期間ともにバイアスリスク，非一貫性，不精確性などより，全体のエビデンスの強さはC（弱）とした。

(2) 害

　害を評価した文献が抽出されず評価不能であった。

(3) 患者の価値観・好み

　患者の価値観・好みについて，エビデンスに基づく評価はできていないが，感染による死亡率を低減させるなどの望ましい効果や，疼痛などの望ましくない効果の受け止め方にはばらつきがあり得ることを考慮した。

(4) コスト・資源

　コスト・資源について，エビデンスに基づく評価はできていないが，G-CSF使用によってコストがかかることを考慮し，G-CSF使用によって得られる益が，コストや資源に見合ったものであるかどうかも含めて検討した。

(5) まとめ

　G-CSFの治療投与による益は明らかではなく，G-CSFの治療投与を行わないことを弱く推奨する。

6　推奨決定会議における協議と投票の結果

　推奨決定会議に参加したワーキンググループ委員は23名（医師21名，看護師1名，薬剤師1名）であった。委員からの事前申告に基づき経済的COI・アカデミックCOIによる推奨決定への影響はないと判断された。システマティックレビューレポートに基づいて，推奨草案「がん薬物療法中の発熱性好中球減少症患者に，G-CSFの治療投与を行わないことを弱く推奨する」が提示され，推奨決定の協議と投票の結果，23名中20名が原案に賛同し合意形成に至った。

7　今後の研究課題

　今回のシステマティックレビューで抽出された文献は2001年と2004年の2編のみであり，本ガイドライン2013年版ver. 5以降に発表されたものはなかった。また海外のガイドラインにおいても，高リスクのFN患者の特徴として引用しているのは2006年の文献[6]であり，新規のエビデンスが乏しいことが明らかとなった。一方，現在はG-CSFが広く普及しており，単純にG-CSF投与の有無を比較する試験を行う難しさがある。今後は高リスクFNの知見を積み重ね，G-CSFの有用性の検討ととも

にリスク因子の情報をアップデートしていくような研究が求められる。

参考文献

1) Smith TJ, Bohlke K, Lyman GH, et al, American Society of Clinical Oncology. Recommendations for the Use of WBC Growth Factors：American Society of Clinical Oncology Clinical Practice Guideline Update. J Clin Oncol. 2015；33：3199-212.

2) Crawford J, Caserta C, Roila F, ESMO Guidelines Working Group. Hematopoietic growth factors：ESMO Clinical Practice Guidelines for the applications. Ann Oncol. 2010；21 Suppl 5：v248-51.

3) NCCN Clinical Practice Guidelines in Oncology. Hematopoietic Growth Factors Version 1. 2022.

4) García-Carbonero R, Mayordomo JI, Tornamira MV, et al. Granulocyte colony-stimulating factor in the treatment of high-risk febrile neutropenia：a multicenter randomized trial. J Natl Cancer Inst. 2001；93：31-8.

5) Er O, Coskun HS, Altinbas M, et al. Meropenem＋/－ granulocyte colony stimulating factor in the treatment of febrile neutropenic patients with cancer：prospective randomized study. J Chemother. 2004；16：288-92.

6) Smith TJ, Khatcheressian J, Lyman GH, et al. 2006 update of recommendations for the use of white blood cell growth factors：An evidence-based clinical practice guideline. J Clin Oncol. 2006；24：3187-205.

Q42 (CQ)　がん薬物療法中の無熱性好中球減少症患者に，G-CSF の治療投与は有用か？

推　奨

がん薬物療法中の無熱性好中球減少症患者に，G-CSF の治療投与を行わないことを弱く推奨する

推奨の強さ：2（弱い）　エビデンスの強さ：B（中）
合意率：90.9%（20/22 名）

解　説

　無熱性好中球減少症患者に，G-CSF の治療投与を行うことで OS，感染による死亡率，FN 発症率の改善を示すエビデンスは乏しい。好中球減少症以外に FN 発症リスクがない無熱性好中球減少症患者に対して G-CSF の治療投与を行わないことを弱く推奨する。

1　本 CQ の背景

　がん薬物療法の経過中に発熱を伴わない好中球減少症をきたすことがある。ASCO ガイドラインではがん薬物療法中の無熱性好中球減少症患者に対して，G-CSF をルーチンに使用しないことを強く推奨している[1]。ESMO ガイドライン 2010 年版においても無熱性好中球減少症患者に対して，G-CSF を使用しないことを推奨している[2]。NCCN ガイドラインでは無熱性好中球減少症患者に対する G-CSF の使用の推奨に関して言及はなかった[3]。

2　アウトカムの設定

　本 CQ では，がん薬物療法中に，発熱はないが好中球減少が判明した患者を対象に，G-CSF を治療投与で用いる場合と用いない場合を比較して，「全生存期間（OS）」「感染による死亡率」「発熱性好中球減少症発症率（FN 発症率）」「生活の質（QOL）」「疼痛」の 5 項目について評価した。

3　採択された論文

　本 CQ に対する文献検索の結果，PubMed 12 編，Cochrane 0 編，医中誌 4 編が抽出され，計 16 編がスクリーニング対象となった。2 回のスクリーニングを経て抽出された RCT 1 編を対象に定性的システマティックレビューを実施した。

4　アウトカムごとのシステマティックレビュー結果

(1) 全生存期間（OS）益

OS を評価した研究は抽出されなかったため，評価不能とした。

(2) 感染による死亡率 益

抽出された RCT では，がん薬物療法を受け，無熱性好中球減少をきたした固形がんあるいはリンパ腫の患者を対象に，G-CSF の治療投与とプラセボ投与が比較された[4]。G-CSF 治療投与群（n＝71），プラセボ群（n＝67）ともに感染による死亡は 1 例ずつあり，統計学的有意差はなかった。

エビデンスの強さ B（中）

(3) 発熱性好中球減少症発症率（FN 発症率）益

上述の RCT[4]で FN 発症率も検討されたが，G-CSF 治療投与群 11.9％，プラセボ群 9.9％とほぼ同等であり，統計学的有意差はなかった。

エビデンスの強さ B（中）

(4) 生活の質（QOL）益

QOL を評価した研究は抽出されなかったため，評価不能とした。

(5) 疼痛 害

疼痛を評価した研究は抽出されなかったため，評価不能とした。

5　システマティックレビューの考察・まとめ

(1) 益

システマティックレビュー対象となった報告は RCT 1 編のみ[4]であった。感染による死亡率，FN 発症率ともに統計学的有意差はなく，無熱性好中球減少症に対する G-CSF 治療投与による明確な益はない。

(2) 害

害を評価した研究は抽出されず，評価不能であった。

(3) 患者の価値観・好み

患者の価値観・好みについて，エビデンスに基づく評価はできていないが，感染による死亡率を低減させるなどの望ましい効果や，疼痛などの望ましくない効果の受け止め方にはばらつきがあり得ることを考慮した。

(4) コスト・資源

コスト・資源について，エビデンスに基づく評価はできていないが，G-CSF 使用によってコストがかかることを考慮し，G-CSF 使用によって得られる益が，コストや資源に見合ったものであるかどう

かも含めて検討した。

（5）まとめ

　無熱性好中球減少症患者にG-CSFの治療投与を行うことの益はないと考えられるため，がん薬物療法中の無熱性好中球減少症患者に，G-CSFの治療投与を行わないことを弱く推奨する。

　一方，本CQで抽出されたRCTに組み入れられた症例は，年齢中央値62〜63歳で，PS 0〜1が多数を占めており，全身状態のよい患者集団であったと考えられる。Q39（BQ）で述べるようなFN発症リスクの高い患者集団の無熱性好中球減少症では，患者がFNを発症した際にすぐ診察を受けられる対策を講じるなどの備えが必要である。

6　推奨決定会議における協議と投票の結果

　推奨決定会議に参加したワーキンググループ委員は22名（医師20名，看護師1名，薬剤師1名）であった。委員からの事前申告に基づき経済的COI・アカデミックCOIによる推奨決定への影響はないと判断された。

　システマティックレビューレポートに基づいて，推奨草案「がん薬物療法中の無熱性好中球減少症患者に，G-CSFの治療投与を行わないことを弱く推奨する」が提示され，推奨決定の協議と投票の結果，22名中20名が原案に賛同し合意形成に至った。

参考文献

1) Smith TJ, Bohlke K, Lyman GH, et al, American Society of Clinical Oncology. Recommendations for the Use of WBC Growth Factors：American Society of Clinical Oncology Clinical Practice Guideline Update. J Clin Oncol. 2015；33：3199-212.
2) Crawford J, Caserta C, Roila F, ESMO Guidelines Working Group Hematopoietic growth factors：ESMO Clinical Practice Guidelines for the applications. Ann Oncol. 2010；21 Suppl 5：v248-51.
3) NCCN Clinical Practice Guidelines in Oncology. Hematopoietic Growth Factors Version 1. 2022.
4) Hartmann LC, Tschetter LK, Habermann TM, et al. Granulocyte colony-stimulating factor in severe chemotherapy induced afebrile neutropenia. N Engl J Med. 1997；336：1776-80.

Q43 (CQ)

フィルグラスチムを予防投与で用いるとき，バイオシミラーと先行バイオ医薬品のいずれが推奨されるか？

推　奨

フィルグラスチムを予防投与で用いるとき，バイオシミラーと先行バイオ医薬品のいずれも弱く推奨する

推奨の強さ：2（弱い）　エビデンスの強さ：D（非常に弱い）
合意率：100%（22/22名）

解 説

　フィルグラスチムのバイオシミラー（バイオ後続品）は，予防投与で用いるとき，フィルグラスチムの先行バイオ医薬品（先行品）と比較して FN 発症率や感染による死亡率，好中球数＜500/μL の日数について有意な差はなく，また疼痛についても有意な差は認められなかった。安全性および有効性が同等であることから，バイオシミラーと先行品のいずれも選択可能である。バイオシミラーによるコスト低下は明らかであり，コストも考慮して選択することが望ましい。

1　本 CQ の背景

　バイオシミラーとは，既に承認された先行品と同等/同質の品質，安全性および有効性を有する医薬品として，異なる製造販売業者により開発された医薬品のことを指す。G-CSF バイオシミラーは，2008 年に EMA により初めて承認され，2012 年には FDA でも承認された。日本においても 2012 年に初めて承認され，現在は 2 製剤（FSK0808：フィルグラスチム後続 1，TKN732：フィルグラスチム後続 2）が使用可能である。
　EORTC ガイドライン[1]，ASCO ガイドライン[2]，NCCN ガイドライン[3]のいずれにおいても，フィルグラスチムバイオシミラーは，フィルグラスチム先行品と同様のカテゴリーで扱われている。

2　アウトカムの設定

　本 CQ では，小児を除く，がん薬物療法を受けるがん患者を対象に，フィルグラスチムのバイオシミラーを用いる場合と先行品を用いる場合を比較して，「全生存期間（OS）」「発熱性好中球減少症発症率（FN 発症率）」「感染による死亡率」「好中球数＜500/μL の日数」「生活の質（QOL）」「コスト」「疼痛」の 7 項目について評価した。

3　採択された論文

　本 CQ に対する文献検索の結果，PubMed 225 編，Cochrane 0 編，医中誌 58 編が抽出され，これに

ハンドサーチ2編を加えた計285編がスクリーニング対象となった。2回のスクリーニングを経て抽出された65編を対象に定性的システマティックレビューを実施した。

4 アウトカムごとのシステマティックレビュー結果

(1) 全生存期間（OS）益

OS については，2編の観察研究が抽出されたが，この2編は骨髄移植患者を対象としており，フィルグラスチムの予防投与との直接的な関連性は低いと考えられた。日本で承認され使用可能な2つの製剤に関する2編については，1年生存率に有意差は認めなかったが，HR の記載はなく，メタアナリシスは実施しなかった。

エビデンスの強さ D（非常に弱い）

(2) 発熱性好中球減少症発症率（FN 発症率）益

FN 発症率については，RCT 9編が抽出された。これらの RCT では，介入や対象は明確であり，一部盲検化の問題でバイアスリスクはあるものの，エビデンスレベルは B（中）とした。各報告で概ね一貫した結果であり，バイオシミラーと先行品で FN 発症率に有意差はみられなかった。日本で承認され使用可能な2つの製剤に関する4編[4-7]のメタアナリシスでも，FN 発症率に有意差はみられなかった［OR 1.08（95%CI：0.66-1.75），$p=0.77$）］。

エビデンスの強さ B（中）

(3) 感染による死亡率 益

感染による死亡率については，RCT 12編が抽出された。これらの RCT では，介入や対象は明確であり，一部盲検化，ランダム化後の脱落の問題があるもののバイアスリスクは低く，エビデンスレベルは中（B）とした。各報告で概ね一貫した結果であり，バイオシミラーと先行品で感染による死亡率に有意差はみられなかった。日本で承認され使用可能な2つの製剤に関する4編[4-7]のメタアナリシスでも，感染による死亡率に有意差はみられなかった［OR 1.51（95%CI：0.06-36.64，$p=0.80$）］。

エビデンスの強さ B（中）

(4) 好中球数＜500/μL の日数 益

好中球数＜500/μL の日数については，RCT 15編が抽出された。これらの RCT では，介入や対象は明確であり，一部盲検化，ランダム化後の脱落の問題があるもののバイアスリスクは低く，エビデンスレベルは B（中）とした。各報告で概ね一貫した結果であり，バイオシミラーと先行品で好中球数＜500/μL の日数に有意差はみられなかった。

エビデンスの強さ B（中）

(5) 生活の質（QOL）益

生活の質（QOL）を評価した研究は抽出されなかったため，評価不能とした。

(6) コスト 益

コストについて，RCT はなく，観察研究のみが抽出されたが，患者背景などのばらつきがあり，非

直接性，バイアスリスクが存在し，評価方法なども一貫しておらず，評価は困難であった。

（7）疼痛 害

　疼痛については，RCT 26編が抽出された。これらの RCT では，介入や対象は明確であるが，疼痛の評価基準にばらつきがあり，非直接性にも問題があった。また一部に脱落，盲検化，アウトカム不完全報告，選択的アウトカム報告の問題があり，バイアスリスクや疼痛の評価基準にばらつきがあった。全体として一貫性の質は低下しており，エビデンスレベルは C（弱）としたが，バイオシミラーと先行品で疼痛に有意差はみられなかった。日本で承認され使用可能な2つの製剤に関する2編[4,5]のメタアナリシスでも，疼痛に有意差はみられなかった［OR 1.05（95％CI：0.38-2.85），p＝0.93）］。

エビデンスの強さ C（弱）

5 システマティックレビューの考察・まとめ

（1）益

　QOL については評価困難であったが，OS についてのエビデンスの強さは D（非常に弱い），FN 発症率，感染による死亡率，好中球数＜500/μL の日数についてのエビデンスの強さはいずれも B（中）であり，バイオシミラーと先行品による益に有意差はないと結論付けられた。

（2）害

　疼痛については，その評価基準にばらつきがあり，弱いエビデンスではあるが，バイオシミラーと先行品による害に有意差はないと考えられた。

（3）患者の価値観・好み

　患者の価値観・好みについて，エビデンスに基づく評価はできていないが，FN 発症率を低減させるなどの望ましい効果や，疼痛などの望ましくない効果の受け止め方にはばらつきがあり得ることを考慮した。

（4）コスト・資源

　コスト・資源について，エビデンスに基づく評価はできていないが，有効性および安全性が同等であれば，バイオシミラーによるコスト低下は明らかである。

6 推奨決定会議における協議と投票の結果

　推奨決定会議に参加したワーキンググループ委員は 22 名（医師 20 名，看護師 1 名，薬剤師 1 名）であった。委員からの事前申告に基づき，経済的 COI・アカデミック COI による推奨決定への影響はないと判断された。

　本 CQ は 2 回の投票を経て，推奨が決定した。当初の CQ は「フィルグラスチムのバイオシミラーは，先行バイオ医薬品と比べて有用か？」であり，システマティックレビューレポートに基づいて，初回投票時には「フィルグラスチムのバイオシミラーは，先行バイオ医薬品と比べて有効性および安全性において明らかな差はなく，使用することを弱く推奨する」という推奨草案に対して投票が行わ

れた。初回投票で賛同が得られたのは22名中16名であり，合意形成には至らなかった。理由として，本ガイドラインでは先行品とバイオシミラーを比較して優劣をつけたいわけではないため，バイオシミラーがより推奨されるように受け取れる推奨草案は読者の誤解を招く恐れがあるとの意見があった。このため，バイオシミラーと先行品の同等性が明示される表現を検討し，CQ・推奨をそれぞれ「フィルグラスチムを予防投与で用いるとき，バイオシミラーと先行バイオ医薬品のいずれが推奨されるか？」「フィルグラスチムを予防投与で用いるとき，バイオシミラーと先行バイオ医薬品のいずれも弱く推奨する」に変更のうえ，2回目の投票を行った。その結果，22名中22名が賛同し合意形成に至った。

7 今後の研究課題

　本CQのシステマティックレビューは，すべてのフィルグラスチムのバイオシミラー（国内承認され使用可能な2つの製剤，国内承認されたが製造中止となった1つの製剤，国内未承認の複数の製剤，国内未承認のペグ化された複数のフィルグラスチム製剤）を一括りにして実施した。しかし，先発医薬品と有効成分の構造が同等である後発医薬品（ジェネリック医薬品）とは異なり，バイオシミラーは物質的に先行バイオ医薬品と完全に同一ではないため，これらを一括りにすることは危険である。このため，本来はバイオシミラーごとにシステマティックレビューが必要と考えられる。バイオシミラー承認時の有効性，安全性，免疫原性の成績は十分な症例数をもとにしているとは言い難く，またその観察期間も短い。市販後医薬品安全性監視が厳重に行われ，投与薬の追跡可能性が保障され，長期にわたる有効性，安全性が検証されることが必要である。

参考文献

1) Aapro MS, Bohlius J, Cameron DA, et al；European Organisation for Research and Treatment of Cancer. 2010 update of EORTC guidelines for the use of granulocyte-colony stimulating factor to reduce the incidence of chemotherapy-induced febrile neutropenia in adult patients with lymphoproliferative disorders and solid tumours. Eur J Cancer. 2011；47：8-32.

2) Smith TJ, Bohlke K, Lyman GH, et al, American Society of Clinical Oncology. Recommendations for the Use of WBC Growth Factors：American Society of Clinical Oncology Clinical Practice Guideline Update. J Clin Oncol. 2015；33：3199-212.

3) NCCN Clinical Practice Guidelines in Oncology. Hematopoietic Growth Factors Version 1. 2022.

4) Engert A, Griskevicius L, Zyuzgin Y, et al. XM02, the first granulocyte colony-stimulating factor biosimilar, is safe and effective in reducing the duration of severe neutropenia and incidence of febrile neutropenia in patients with non-Hodgkin lymphoma receiving chemotherapy. Leuk Lymphoma. 2009；50：374-9.

5) Gatzemeier U, Ciuleanu T, Dediu M, et al. XM02, the first biosimilar G-CSF, is safe and effective in reducing the duration of severe neutropenia and incidence of febrile neutropenia in patients with small cell or non-small cell lung cancer receiving platinum-based chemotherapy. J Thorac Oncol. 2009；4：736-40.

6) 大坪達弥，中川ゆかり，藤田将輝，他．悪性リンパ腫におけるフィルグラスチムバイオ後続品「モチダ」と先行バイオ医薬品の前向きランダム化クロスオーバー比較試験．医療薬学．2015；41：793-8.

7) del Giglio A, Eniu A, Ganea-Motan D, et al. XM02 is superior to placebo and equivalent to Neupogen in reducing the duration of severe neutropenia and the incidence of febrile neutropenia in cycle 1 in breast cancer patients receiving docetaxel/doxorubicin chemotherapy. BMC Cancer. 2008；8：332.

がん薬物療法において，ペグ化 G-CSF 単回投与は非ペグ化 G-CSF 連日投与より推奨されるか？

推　奨

がん薬物療法において，ペグ化 G-CSF 単回投与を行うことを強く推奨する

推奨の強さ：1（強い）　エビデンスの強さ：A（強）

合意率：95.5%（21/22 名）

解　説

　がん薬物療法を受けるがん患者で一次予防投与として G-CSF が必要な状況では，非ペグ化 G-CSF を一定期間連日投与するより，ペグ化 G-CSF を 1 回投与する方が強く推奨される。G-CSF の一次予防投与が必要な状況については，各疾患の該当 Question（Q1〜24）を参照されたい。

1　本 CQ の背景

　G-CSF にはペグ化 G-CSF と非ペグ化 G-CSF とがある。ペグ化 G-CSF は，従来の G-CSF にポリエチレングリコールが化学的に結合されており，G-CSF の分解が抑制されたり排泄が遅延したりし，血中で長時間 G-CSF が残存する特性がある。日本では，2014 年にペグフィルグラスチムがペグ化 G-CSF として初めて承認された。ペグフィルグラスチムは投与後少なくとも 14 日は空けることが求められているが，非ペグ化 G-CSF は連日の投与が可能とされている。本 CQ では両者の比較により有用性の検討を行った。

2　アウトカムの設定

　本 CQ では，がん薬物療法を受ける患者を対象に，単回投与のペグ化 G-CSF と連日投与の非ペグ化 G-CSF を比較して，「全生存期間（OS）」「発熱性好中球減少症発症率（FN 発症率）」「感染による死亡率」「好中球数<500/μL の日数」「生活の質（QOL）」「疼痛」の 6 項目について評価した。

3　採択された論文

　本 CQ に対する文献検索の結果，PubMed 339 編，Cochrane 1 編，医中誌 112 編が抽出され，計 452 編がスクリーニング対象となった。2 回のスクリーニングを経て抽出された 23 編[1-23)]を対象に定性的システマティックレビューを行い，うち 18 編[1-18)]についてメタアナリシスを実施した。

（1）全生存期間（OS）益

　単回ペグ化 G-CSF と連日非ペグ化 G-CSF で OS を比較した研究は RCT 1 編[15]のみであり，メタアナリシスは実施しなかった。この RCT は，自家末梢血幹細胞移植を受けた小児がん症例を対象としており，ペグ化 G-CSF 21 例，非ペグ化 G-CSF 29 例の 1 年生存率はそれぞれ 74.5％，84.1％で，有意差は認められなかった。RCT が 1 編であることや症例数が少ないことからエビデンスの強さは C（弱）とした。

> エビデンスの強さ　C（弱）

（2）発熱性好中球減少症発症率（FN 発症率）益

　単回ペグ化 G-CSF と連日非ペグ化 G-CSF で FN 発症率を比較した研究として，RCT 12 編とコホート研究 6 編が抽出され，RCT 12 編でメタアナリシスを実施した。単回投与のペグ化 G-CSF による FN 発症率の有意な低下が認められた［RR 1.18（95％CI：1.03-1.34, p＝0.01）］。結果のばらつきや出版バイアスも認めず，エビデンスの強さは A（強）と判断した。

> エビデンスの強さ　A（強）

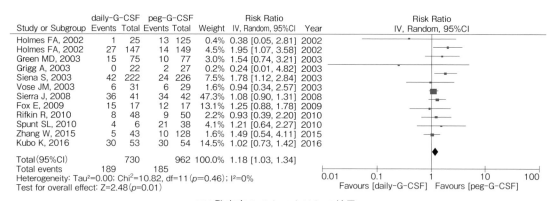

FN 発症率のメタアナリシス結果

（3）感染による死亡率 益

　単回ペグ化 G-CSF と連日非ペグ化 G-CSF で感染による死亡率を比較した研究として，RCT 3 編が抽出された。合計 288 例中死亡例は単回ペグ化 G-CSF 群の 1 例のみであったため，メタアナリシスは実施しなかった。定性的な評価として，感染による死亡率に明らかな差を認めないと判断した。しかし，イベント数が極端に少なく評価が困難であるため，エビデンスの強さは C（弱）とした。

> エビデンスの強さ　C（弱）

（4）好中球数＜500/μL の日数 益

　単回ペグ化 G-CSF と連日非ペグ化 G-CSF で好中球数 500/μL 未満の日数を比較した研究として，RCT 13 編と準 RCT 4 編が抽出された。単回ペグ化 G-CSF 群では 1.3〜10.4 日，連日 G-CSF 群では 1.6〜9.8 日とそれぞれの群で，すでに大きなばらつきが認められた。選択バイアスを含む集団でもあったため，メタアナリシスの実施は見送り定性的な評価とした。エビデンスの強さは C（弱）であるも

のの，明らかな差は認めないと判断した。

（5）生活の質（QOL）益

　QOL を評価した研究は抽出されなかったため，評価不能とした。

（6）疼痛 害

　単回ペグ化 G-CSF と連日非ペグ化 G-CSF で疼痛を比較した研究として，RCT 11 編とコホート研究 4 編が抽出され，メタアナリシスを実施した。単回ペグ化 G-CSF と連日 G-CSF で，後者に疼痛の増加傾向はあるものの有意差は認められなかった［RR 0.86（95％CI：0.73-1.01, p＝0.06）］。複数の RCT を含むメタアナリシスが実施されており，結果のばらつきは小さく，エビデンスの強さは A（強）と判断した。

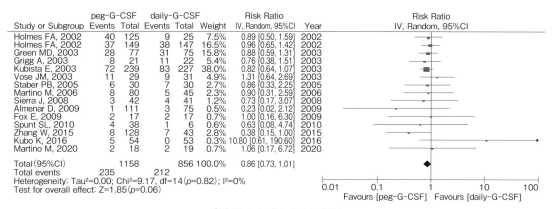

疼痛のメタアナリシス結果

5　システマティックレビューの考察・まとめ

（1）益

　エビデンスの強さは A（強）であり，単回ペグ化 G-CSF は連日非ペグ化 G-CSF と比べ FN 発症率の有意な低下を認めた。OS，感染による死亡率，好中球数＜500/μL の日数，QOL については，エビデンスの強さは C（弱）だが，明らかな差はないと判断した。

（2）害

　唯一の害のアウトカムである疼痛の増加については，エビデンスの強さが A（強）であり，害の増加は認めなかった。

（3）患者の価値観・好み

患者の価値観・好みについて，エビデンスに基づく評価はできていないが，FN 発症率を低減させるなどの望ましい効果や，疼痛などの望ましくない効果の受け止め方にはばらつきがあり得ることを考慮

した。ペグ化 G-CSF は単回投与であり，非ペグ化 G-CSF の連日投与に比べて来院負担は少なく，この点も患者希望に影響すると考えられる。

（4）コスト・資源

　コストについては，1編の RCT で費用に関する評価がされていた[13]。本 RCT は米国で実施され，自家末梢血幹細胞移植症例を対象としていた。ペグ化 G-CSF 群で患者1例あたり 961 ドルの節約になったと報告されていたが，RCT 1編の報告でありエビデンスの強さは C（弱）と判断した。このように，ペグ化 G-CSF で費用が下回るとのデータはあるが，対象が自家末梢血幹細胞移植症例であり，一般的な外来治療のがん薬物療法症例とは直接的な関連性が低く，本エビデンスの外挿は難しいと考える。

（5）まとめ

　単回ペグ化 G-CSF は連日非ペグ化 G-CSF と比べ，FN 発症率を明確に低下させており，OS や QOL の改善は明らかではないものの，益は大きいと考えられる。害の増加は認められておらず，益が害を上回ると考えられるため，ペグ化 G-CSF 単回投与を行うことを強く推奨する。FN 発症率，疼痛の増加ともにエビデンスの強さは A（強）で，その他3つのエビデンスの強さは C（弱）ではあるが，総じてエビデンスの強さは A（強）と判断した。

6　推奨決定会議における協議と投票の結果

　推奨決定会議に参加したワーキンググループ委員は 22 名（医師 20 名，看護師1名，薬剤師1名）であった。委員からの事前申告に基づき，経済的 COI・アカデミック COI による推奨決定への影響はないと判断された。

　システマティックレビューレポートに基づいて，推奨草案「がん薬物療法において，ペグ化 G-CSF 単回投与を行うことを強く推奨する」が提示され，推奨決定の協議と投票の結果，22 名中 21 名が原案に賛同し合意形成に至った。

参考文献

1) Holmes FA, Jones SE, O'Shaughnessy J, et al. Comparable efficacy and safety profiles of once-per-cycle pegfilgrastim and daily injection filgrastim in chemotherapy-induced neutropenia：a multicenter dose-finding study in women with breast cancer. Ann Oncol. 2002；13：903-9.

2) Holmes FA, O'Shaughnessy JA, Vukelja S, et al. Blinded, randomized, multicenter study to evaluate single administration pegfilgrastim once per cycle versus daily filgrastim as an adjunct to chemotherapy in patients with high-risk stage II or stage III/IV breast cancer. J Clin Oncol. 2002；20：727-31.

3) Grigg A, Solal-Celigny P, Hoskin P, et al；International Study Group. Open-label, randomized study of pegfilgrastim vs. daily filgrastim as an adjunct to chemotherapy in elderly patients with non-Hodgkin's lymphoma. Leuk Lymphoma. 2003；44：1503-8.

4) Siena S, Piccart MJ, Holmes FA, et al. A combined analysis of two pivotal randomized trials of a single dose of pegfilgrastim per chemotherapy cycle and daily Filgrastim in patients with stage II-IV breast cancer. Oncol Rep. 2003；10：715-24.

5) Vose JM, Crump M, Lazarus H, et al. Randomized, multicenter, open-label study of pegfilgrastim compared with daily filgrastim after chemotherapy for lymphoma. J Clin Oncol. 2003；21：514-9.

6) Green MD, Koelbl H, Baselga J, et al；International Pegfilgrastim 749 Study Group. A randomized double-blind

multicenter phase III study of fixed-dose single-administration pegfilgrastim versus daily filgrastim in patients receiving myelosuppressive chemotherapy. Ann Oncol. 2003 ; 14 : 29-35.

7) Kubista E, Glaspy J, Holmes FA, et al ; Pegfilgrastim Study Group. Bone pain associated with once-per-cycle pegfilgrastim is similar to daily filgrastim in patients with breast cancer. Clin Breast Cancer. 2003 ; 3 : 391-8.

8) Martino M, PraticòG, Messina G, et al. Pegfilgrastim compared with filgrastim after high-dose melphalan and autologous hematopoietic peripheral blood stem cell transplantation in multiple myeloma patients. Eur J Haematol. 2006 ; 77 : 410-5.

9) Sierra J, Szer J, Kassis J,et al. A single dose of pegfilgrastim compared with daily filgrastim for supporting neutrophil recovery in patients treated for low-to-intermediate risk acute myeloid leukemia : results from a randomized, double-blind, phase 2 trial. BMC Cancer. 2008 ; 8 : 195.

10) Fox E, Widemann BC, Hawkins DS, et al. Randomized trial and pharmacokinetic study of pegfilgrastim versus filgrastim after dose-intensive chemotherapy in young adults and children with sarcomas. Clin Cancer Res. 2009 ; 15 : 7361-7.

11) Rifkin R, Spitzer G, Orloff G, et al. Pegfilgrastim appears equivalent to daily dosing of filgrastim to treat neutropenia after autologous peripheral blood stem cell transplantation in patients with non-Hodgkin lymphoma. Clin Lymphoma Myeloma Leuk. 2010 ; 10 : 186-91.

12) Spunt SL, Irving H, Frost J, et al. Phase II, randomized, open-label study of pegfilgrastim-supported VDC/IE chemotherapy in pediatric sarcoma patients. J Clin Oncol. 2010 ; 28 : 1329-36.

13) Gerds A, Fox-Geiman M, Dawravoo K, et al. Randomized phase III trial of pegfilgrastim versus filgrastim after autologus peripheral blood stem cell transplantation. Biol Blood Marrow Transplant. 2010 ; 16 : 678-85.

14) Zeynalova S, Ziepert M, Scholz M, et al ; German High-Grade Non-Hodgkin Lymphoma Study Group(DSHNHL). Comparison and modelling of pegylated or unpegylated G-CSF schedules in CHOP-14 regimen of elderly patients with aggressive B-cell lymphoma. Ann Hematol. 2013 ; 92 : 1641-52.

15) Cesaro S, Nesi F, Tridello G, et al. A randomized, non-inferiority study comparing efficacy and safety of a single dose of pegfilgrastim versus daily filgrastim in pediatric patients after autologous peripheral blood stem cell transplant. PLoS One. 2013 ; 8 : e53252.

16) Zhang W, Jiang Z, Wang L, et al. An open-label, randomized, multicenter dose-finding study of once-per-cycle pegfilgrastim versus daily filgrastim in Chinese breast cancer patients receiving TAC chemotherapy. Med Oncol. 2015 ; 32 : 147.

17) Kourlaba G, Dimopoulos MA, Pectasides D, et al. Comparison of filgrastim and pegfilgrastim to prevent neutropenia and maintain dose intensity of adjuvant chemotherapy in patients with breast cancer. Support Care Cancer. 2015 ; 23 : 2045-51.

18) Kubo K, Miyazaki Y, Murayama T, et al. A randomized, double-blind trial of pegfilgrastim versus filgrastim for the management of neutropenia during CHASE (R) chemotherapy for malignant lymphoma. Br J Haematol. 2016 ; 174 : 563-70.

19) Martino M, Gori M, Tripepi G, et al. A comparative effectiveness study of lipegfilgrastim in multiple myeloma patients after high dose melphalan and autologous stem cell transplant. Ann Hematol. 2020 ; 99 : 331-41.

20) Staber PB, Holub R, Linkesch W, et al. Fixed-dose single administration of Pegfilgrastim vs daily Filgrastim in patients with haematological malignancies undergoing autologous peripheral blood stem cell transplantation. Bone Marrow Transplant. 2005 ; 35 : 889-93.

21) Almenar D, Mayans J, Juan O, et al. Pegfilgrastim and daily granulocyte colony-stimulating factor : patterns of use and neutropenia-related outcomes in cancer patients in Spain--results of the LEARN Study. Eur J Cancer Care (Engl). 2009 ; 18 : 280-6.

22) Henk HJ, Becker L, Tan H, et al. Comparative effectiveness of pegfilgrastim, filgrastim, and sargramostim prophylaxis for neutropenia-related hospitalization : two US retrospective claims analyses. J Med Econ. 2013 ; 16 : 160-8.

23) Tadmor T, Levy I, Herishanu Y, et al. Primary peg-filgrastim prophylaxis versus filgrastim given "on demand" for neutropenia during therapy with cladribine for hairy cell leukemia. Leuk Res. 2019 ; 82 : 24-28.

VI

その他

Q45
(CQ)

がん薬物療法でペグ化 G-CSF を投与するとき，Day 2 と Day 3〜Day 5 のいずれが推奨されるか？

推　奨

がん薬物療法でペグ化 G-CSF を投与するとき，Day 2 と Day 3〜Day 5 のいずれも弱く推奨する

推奨の強さ：2（弱い）　エビデンスの強さ：C（弱）
合意率：100%（20/20 名）

解　説

　がん薬物療法でペグ化 G-CSF を投与するとき，Day 3〜Day 5 の間に単回投与する群では，Day 2 に投与する群と比較し，FN 発症率に有意差はなく，重篤な有害事象の発現率に有意差はみられなかった。現時点においては，投与スケジュールについて，いずれかを推奨するだけの根拠は乏しい。

1　本 CQ の背景

　がん薬物療法においてペグ化 G-CSF を予防投与する場合，がん薬物療法投与終了翌日（Day 2）以降に投与される。Day 2 投与または Day 3〜Day 5 投与でその効果と有害事象が異なる可能性があるが，どちらが最適かのコンセンサスは得られていない。投与タイミングについて検討する比較試験は複数あり，Day 2 と Day 4 を比較した臨床試験では，Day 4 に投与した方が Grade 3 以上の白血球減少と感染の頻度が少ないという報告と，一方で Day 2 と Day 4 で結果に有意差はなかったという報告もある。NCCN ガイドラインにおいては，本 CQ に対する推奨は記載されておらず，Day 2 以降および Day 3〜Day 4 までの投与が推奨されている[1]。また，ASCO ガイドラインにおいても，Day 2 から Day 4 までの投与が推奨されており，Day 2 または Day 3〜Day 4 のいずれが推奨されるかについては記載されていない[2]。

2　アウトカムの設定

　本 CQ では，がん薬物療法とともにペグ化 G-CSF の予防投与を受ける患者を対象に，ペグ化 G-CSF をがん薬物療法投与翌々日以降（Day 3，Day 4 または Day 5）に投与する場合とペグ化 G-CSF をがん薬物療法投与翌日（Day 2）に投与する場合を比較して，「全生存期間（OS）」「発熱性好中球減少症発症率（FN 発症率）」「感染による死亡率」「好中球＜500/μL の日数」「重篤な有害事象の発現率」「疼痛」の 6 項目について評価した。なかでも「全生存期間（OS）」「発熱性好中球減少症発症率（FN 発症率）」「感染による死亡率」を重要なアウトカムとして設定した。

採択された論文

　本 CQ に対する文献検索の結果，PubMed 241 編，Cochrane 1 編，医中誌 58 編が抽出され，計 300
編がスクリーニング対象となった。2 回のスクリーニングを経て抽出された 4 編を対象にシステマ
ティックレビューを行った。FN 発症率（3 編），感染による死亡率（2 編），重篤な有害事象の発現率
（3 編）について，メタアナリシスを実施した。

4 アウトカムごとのシステマティックレビュー結果

（1）全生存期間（OS）益

　抽出された文献において OS をアウトカムに設定しているものはなく，評価不能であった。

（2）発熱性好中球減少症発症率（FN 発症率）益

　FN 発症率については，RCT 1 編[3]，準 RCT 1 編[4]および観察研究 1 編[5]が抽出された。RCT では，
65 歳未満のリンパ節転移陽性早期乳がん患者を対象とし，エピルビシン→パクリタキセル→シクロホ
スファミド逐次投与とともにペグ化 G-CSF を Day 2 に投与する群と Day 4 に投与する群が設定され，
主要評価項目は Grade 4 の好中球減少症発症率であった。Grade 4 の好中球減少症の発症率は Day 2 投
与群で 47.1％，Day 4 投与群で 42.0％（p＝0.387）と有意差は認められなかった。FN 発症率は Day 2
投与群で 4.7％，Day 4 投与群では 8.0％（p＝0.271）であり，Day 4 投与群で多い傾向にあった[3]。準
RCT としては，高用量化学療法および自家造血幹細胞移植を受ける血液がん患者を対象に，ペグ化 G-
CSF を移植翌日に投与する群（Day 2 投与群）と移植日から 4 日後（Day 5 投与群）に投与する群が
設定された（該当論文では Day＋1 と記載されているが，移植日を Day 0 としているため移植日の翌
日投与を意味している。通常の化学療法と記載を揃えるため，本文章では Day 2 投与と記載してい
る）。FN 発症率は Day 2 投与群では 67％，Day 5 投与群では 60％であり（p＝0.77），有意差は認めら
れなかった[4]。さらに，リンパ節転移陽性早期乳がん患者を対象に，dose-dense 療法等の術後薬物療
法の有効性を評価した RCT（GIM2）の付随観察研究として，ペグ化 G-CSF をがん薬物療法投与終了
から 24 時間後，72 時間後，96 時間後に投与するコホートが設定された。FN は 72 時間後投与のコホー
トで 1 例認めたのみであった[5]。

　メタアナリシスを実施した結果，ペグ化 G-CSF を Day 2 に投与する群と Day 3〜Day 5 に投与した
群で FN 発症率に有意差は認められなかった［OR 1.27（95％CI：0.66-2.46，p＝0.47）］。明らかな出版
バイアスは認められなかった。

　ただし，Day 2 投与群と Day 3〜Day 5 投与群では投与のタイミングが異なり盲検化が難しいためバ
イアスリスクは高く，また研究によってアウトカムの方向にばらつきがあるため，エビデンスの強さ
は B（中）と判断した。

エビデンスの強さ B（中）

VI

その他

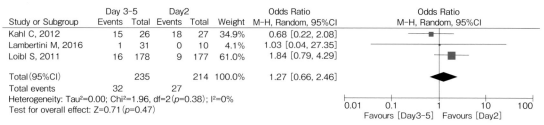

FN 発症率のメタアナリシス結果

（3）感染による死亡率 益

感染による死亡率は RCT 2 編[3]で評価されていたが，そのうち 1 編では両群ともにイベントが発生していなかった。残る 1 編では，ペグ化 G-CSF を Day 3〜Day 5 に投与した群で 0 例，Day 2 投与群で 1 例の感染による死亡を認めた。イベント数と症例数が少なく評価は困難と判断した。

エビデンスの強さ D（非常に弱い）

（4）好中球＜500/μL の日数 益

好中球＜500 μL の日数は準 RCT 1 編[4]で評価されている。本試験では，高用量化学療法および自家造血幹細胞移植を受ける血液がん患者を対象に，ペグ化 G-CSF を Day 2 に投与する群と Day 5 に投与する群が設定された。主要評価項目は移植から好中球数 500/μL 以上となるまでの期間であった。結果として，いずれの群においても移植から好中球数 500/μL 以上となるまでの期間は中央値 10 日（95%CI：10-11，$p=0.68$）であり，差はみられなかった[4]。ただし，準 RCT 1 編の検討であり，バイアスリスクは高く，非一貫性は中程度であり，エビデンスの強さは C（弱）と判断した。また，固形がんのがん薬物療法に関する文献は抽出されておらず評価できていない。

エビデンスの強さ C（弱）

（5）重篤な有害事象の発現率 害

重篤な有害事象の発現率は，RCT 1 編[6]，準 RCT 1 編[4]，RCT の付随研究としての観察研究 1 編[5]で評価されている。RCT では，非ホジキンリンパ腫（non-Hodgkin lymphoma；NHL）と診断された 61〜80 歳の未治療症例を対象に，2 週毎のレジメンである R-CHOP-14 療法を行う際に，ペグ化 G-CSF を Day 2 に投与する群と Day 4 に投与する群にランダムに割り付けられ，骨髄抑制，安全性などに関連するエンドポイントが比較された。その結果，Grade 3〜4 の白血球減少症の発症率は Day 2 投与群で 70%，Day 3〜Day 5 投与群で 43.3%（$p<0.001$），白血球減少期間中の治療関連死は，Day 2 投与群で 5 例，Day 4 投与群で 0 例（$p=0.027$）であった[6]。また，高用量化学療法および自家造血幹細胞移植を受ける血液がん患者を対象に行われた試験では，ペグ化 G-CSF の Day 2 投与群と Day 5 投与群とで，FN 発症率（67% vs. 60%，$p=0.77$）や FN 期間（2.8 日 vs. 2.4 日，$p=0.73$）に差は認めなかった[4]。

これらの 2 編＋観察研究 1 編を含めメタアナリシスを実施した。その結果，ペグ化 G-CSF を Day 3〜Day 5 に投与した群で重篤な有害事象が低い傾向がみられたが，有意差は認めていない［OR 0.72（95%CI：0.14-3.67，$p=0.69$）］。ただし，盲検化が難しいためバイアスリスクは高く，また結果のばらつきは大きく（$I^2=83\%$），エビデンスの強さは C（弱）と判断した。

エビデンスの強さ C（弱）

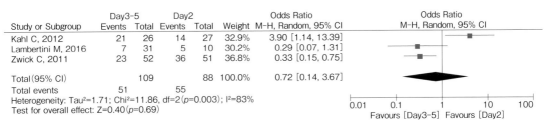

重篤な有害事象のメタアナリシス結果

(6) 疼痛 害

疼痛は RCT の付随研究としての観察研究 1 編[5]で評価されている。同文献では，Grade 1〜2 の骨痛が，ペグ化 G-CSF を 24 時間後に投与した群の 70%，72 時間後に投与した群の 80%，96 時間後の群の 83.3%で発症していた。Grade 3〜4 の骨痛は 72 時間後の群の 1 例のみであった。また骨痛発症率について検定は行われていない。この結果から，Day 2 の投与と比較し Day 3〜Day 5 に投与した群で疼痛が増加する可能性が示唆されるが，RCT の付随として行われた観察研究であり，また症例数（n＝41）が少ない点に注意が必要である。バイアスリスクが高く，結果のばらつきは中程度であり，エビデンスの強さは C（弱）と判断した。

エビデンスの強さ **C（弱）**

5 システマティックレビューの考察・まとめ

(1) 益

評価可能であったアウトカムは FN 発症率および好中球＜500/μL の日数であった。FN 発症率については，抽出された RCT 1 編，準 RCT 1 編および観察研究 1 編のメタアナリシスの結果，ペグ化 G-CSF を Day 2 に投与する群と Day 3〜Day 5 に投与する群で FN 発症率に有意差はみられなかった。ただし，バイアスリスクは高く，また研究によって結果にばらつきがあり，非一貫性は中程度あると考えられるため，エビデンスの強さは B（中）であった。また，好中球＜500μL の日数は準 RCT 1 編で評価されており，Day 2 投与群と Day 5 投与群で差はみられなかった。準 RCT 1 編の検討であり，バイアスリスクは高く，非一貫性は中程度であり，エビデンスの強さは弱いと判断した。

上記から，ペグ化 G-CSF の Day 2 投与と Day 3〜Day 5 投与で益の大きさに明らかな差はみられなかった。いずれのアウトカムにおいても文献数は少なく，またエビデンスの強さも B（中）以下であることから，十分な根拠があるとは考えにくい。

(2) 害

重篤な有害事象の発現率および疼痛が評価可能なアウトカムであった。重篤な有害事象の発現率は RCT 1 編，準 RCT 1 編，観察研究 1 編で評価され，メタアナリシスの結果，ペグ化 G-CSF を Day 3〜Day 5 に投与した群で重篤な有害事象が低い可能性が示唆されたが，有意差は認めなかった。評価が可能であった重篤な有害事象は，RCT 1 編においては Grade 3〜4 の白血球減少および白血球減少期間中の治療関連死であり，準 RCT 1 編では FN 発症率であった。ただし，データや結果のばらつきは高度であり，エビデンスの強さは C（弱）と判断した。

疼痛は RCT の付随研究としての観察研究 1 編で評価され，Day 3〜Day 5 投与で疼痛が増加する可

能性が示唆されたが，バイアスリスクが高く，結果のばらつきは中程度であり，エビデンスの強さはC（弱）と判断した。

　上記から，いずれのアウトカムにおいても文献数は少なく，また血液がんと乳がんに関する報告のみであり，害の大きさについて明らかな差はみられなかった。

（3）患者の価値観・好み

　患者の価値観・好みについて，エビデンスに基づく評価はできていないが，FN 発症率を低減させるなどの望ましい効果や，疼痛などの望ましくない効果の受け止め方にはばらつきがあり得ることを考慮した。

（4）コスト・資源

　エビデンスに基づく評価はできていないが，有効性や安全性が同等であれば，G-CSF の投与回数は同一のため，投与タイミングによって，コスト・資源に大きな差は生じないと考えられる。

（5）まとめ

　ペグ化 G-CSF を Day 2 に投与する群と，Day 3〜Day 5 に単回投与する群で，FN 発症率に有意差はなく，重篤な有害事象や疼痛の頻度についても有意差はみられなかった。RCT は含まれているものの抽出できた文献数は少なく，またバイアスリスクは高いため，いずれかを推奨する根拠に乏しく，Day 2 と Day 3〜Day 5 のいずれも弱く推奨するとした。

6　推奨決定会議における協議と投票の結果

　推奨決定会議に参加したワーキンググループ委員は 20 名（医師 18 名，看護師 1 名，薬剤師 1 名）であった。委員からの事前申告に基づき，経済的 COI・アカデミック COI による推奨決定への影響はないと判断された。

　システマティックレビューレポートに基づいて，推奨草案「がん薬物療法でペグ化 G-CSF を投与するとき，Day 2 と Day 3〜Day 5 のいずれも弱く推奨する」が提示され，推奨決定の協議と投票の結果，20 名中 20 名が原案に賛同し合意形成に至った。

7　今後の研究課題

　がん薬物療法でペグ化 G-CSF を投与するとき，Day 2 と Day 3〜Day 5 のいずれが最適かを評価可能であった文献は少なく，多くのアウトカムでバイアスリスクおよび結果のばらつきは高度であった。そのため，特に OS，FN 発症率，感染による死亡率などの重要なアウトカムに関するさらなる研究が必要である。また，脾破裂や肺毒性，あるいは急性骨髄性白血病(acute myeloid leukemia；AML)や骨髄異形成症候群（myelodysplastic syndromes；MDS）などのリスクについての評価は十分行われておらず，今後の研究課題であると考える。さらに，今回のシステマティックレビューでは抽出されていないが，がん薬物療法投与当日（Day 1）と Day 2 のペグ化 G-CSF 投与を比較した臨床試験において，Day 1 投与は好中球減少期間が長くなり，FN 発症率が高くなる傾向が示されているが[7]，近年，Day 1 投与を検討するデータもあり[8,9]，さらなる研究が必要であると考える。

参考文献

1) NCCN Clinical Practice Guidelines in Oncology. Hematopoietic Growth Factors Version 1. 2022.

2) Smith TJ, Bohlke K, Lyman GH, et al, American Society of Clinical Oncology. Recommendations for the Use of WBC Growth Factors：American Society of Clinical Oncology Clinical Practice Guideline Update. J Clin Oncol. 2015；33：3199-212.

3) Loibl S, Mueller V, von Minckwitz G, et al. Comparison of pegfilgrastim on day 2 vs. day 4 as primary prophylaxis of intense dose-dense chemotherapy in patients with node-positive primary breast cancer within the prospective, multi-center GAIN study：(GBG 33). Support Care Cancer. 2011；19：1789-95.

4) Kahl C, Sayer HG, Hinke A, et al. Early versus late administration of pegfilgrastim after high-dose chemotherapy and autologous hematopoietic stem cell transplantation. J Cancer Res Clin Oncol. 2012；138：513-7.

5) Lambertini M, Bruzzi P, Poggio F, et al. Pegfilgrastim administration after 24 or 72 or 96 h to allow dose-dense anthracycline- and taxane-based chemotherapy in breast cancer patients：a single-center experience within the GIM2 randomized phase III trial. Support Care Cancer. 2016；24：1285-94.

6) Zwick C, Hartmann F, Zeynalova S, et al. Randomized comparison of pegfilgrastim day 4 versus day 2 for the prevention of chemotherapy-induced leukocytopenia. Ann Oncol. 2011；22：1872-7.

7) Burris HA, Belani CP, Kaufman PA, et al. Pegfilgrastim on the Same Day Versus Next Day of Chemotherapy in Patients With Breast Cancer, Non-Small-Cell Lung Cancer, Ovarian Cancer, and Non-Hodgkin's Lymphoma：Results of Four Multicenter, Double-Blind, Randomized Phase II Studies. J Oncol Pract. 2010；6：133-40.

8) Matera RM, Relias V, Saif MW. Safety and Efficacy of Same-Day Administration of Pegfilgrastim in Patients Receiving Chemotherapy for Gastrointestinal Malignancies. Cancer Med J. 2021；4：6-11.

9) McBride A, Alrawashdh N, Bartels T, et al. Same-day versus next-day pegfilgrastim or pegfilgrastim-cbqv in patients with lymphoma receiving CHOP-like chemotherapy. Future Oncol. 2021；17：3485-97.

VI

その他

Q46 (CQ) がん薬物療法と同時に放射線療法を行う場合に，G-CSFの予防投与や治療投与は有用か？

推　奨

がん薬物療法と同時に放射線療法を行う場合に，G-CSF の予防投与や治療投与を行わないことを弱く推奨する

推奨の強さ：2（弱い）　エビデンスの強さ：D（非常に弱い）

合意率：95.0%（19/20 名）

解　説

　がん薬物療法と同時に放射線療法を行う場合に，G-CSF の予防投与や治療投与の有効性については，生存期間，FN 発症率のいずれにおいても改善を示すデータはない。一方でエビデンスは弱いものの，口腔粘膜障害や血小板減少症などのリスクが高まる可能性も否定できないことから，がん薬物療法と同時に放射線療法を行う場合に，G-CSF の予防投与や治療投与を行わないことを弱く推奨する。

1　本 CQ の背景

　放射線同時併用化学療法を行う主ながん種として，頭頸部がん・肺がん・食道がん・子宮頸がんなどが挙げられる。がん薬物療法あるいは放射線療法単独でも白血球減少を含む骨髄抑制を生じるため，放射線同時併用化学療法ではさらに骨髄抑制に注意を要する。例えば非小細胞肺がんの放射線同時併用化学療法（シスプラチン/ドセタキセル療法）では FN 発症率は 22％であり[1]，G-CSF 投与による FN 予防効果・治療効果の有無は重要な臨床課題である。本ガイドラインでは，放射線同時併用化学療法を行うときの G-CSF 投与の有用性について，システマティックレビューを行って評価することとした。

　ESMO ガイドライン 2010 年版[2]では放射線同時併用化学療法中の G-CSF 投与に関する記載はない。ASCO のガイドラインでは，放射線同時併用化学療法中（特に縦隔が照射野に含まれる場合）の G-CSF 投与は避けるべきとしている[3]。また，NCCN ガイドラインでも，放射線同時併用化学療法中の G-CSF 予防投与は注意を要するとされている[4]。

2　アウトカムの設定

　本 CQ では，放射線同時併用化学療法を受ける患者を対象に，G-CSF を投与する場合と投与しない場合を比較して，「全生存期間（OS）」「発熱性好中球減少症発症率（FN 発症率）」を評価した。また，頭頸部がん・食道がん・肺がんなど肺野が照射野に含まれる放射線療法も多く，放射線肺臓炎なども重要な合併症であるため「感染による死亡率」「放射線肺臓炎発症率」「その他の放射線療法に伴う合

併症」も評価対象に加え，計5項目について評価した。

3　採択された論文

本CQに対する文献検索の結果，PubMed 59編，Cochrane 0編，医中誌67編が抽出され，計126編がスクリーニング対象となった。2回のスクリーニングを経て抽出された11編を対象に定性的システマティックレビュー，うち4編についてメタアナリシスを実施した。

4　アウトカムごとのシステマティックレビュー結果

(1) 全生存期間（OS）益

放射線同時併用化学療法中のG-CSF投与の有無によるOSについての報告として，非RCT 1編が抽出されたが，OSに関する解析はp値のみ記載であり，評価対象外とした。

(2) 発熱性好中球減少症発症率（FN発症率）益

FN発症率について，非RCT 4編[5-8]と症例対照研究3編[9-11]が抽出された。非RCT 4編のメタアナリシスを施行したところ，症例数は，G-CSF投与群153例，対照群80例で，G-CSF投与によるFN発症率の有意な低下はみられなかった［OR 0.91（95%CI：0.21-4.01，p＝0.90）］。さらに症例対照研究3編のメタアナリシス（G-CSF投与群32例，対照群93例）でも，G-CSF投与によるFN発症率の有意な低下はみられなかった［OR 1.17（95%CI：0.08-16.81，p＝0.91）］。

エビデンスの強さ B（中）

(3) 感染による死亡率 益

感染による死亡を評価した研究は抽出されなかったため，評価不能とした。

(4) 放射線肺臓炎発症率 害

放射線肺臓炎発症率について，症例対照研究2編が抽出され，メタアナリシスを施行した（G-CSF投与群13例，対照群12例）[10,12]。G-CSF投与群で放射線肺臓炎の発症率が高い傾向であったが，有意差は認められなかった［OR 4.65（95%CI：0.63-34.41，p＝0.13）］。

エビデンスの強さ C（弱）

(5) その他の放射線療法に伴う合併症 害

①食道炎

症例対照研究1編について定性的システマティックレビューを行ったが，G-CSF投与群5例，対照群2例と症例数が少なくG-CSF介入により食道炎が増加するかの評価は困難と考えられた[10]。さらに非RCT 1編について定性的システマティックレビューを行った[13]。G-CSF投与群35例中4例，G-CSF非投与群19例中4例でGrade 3以上の食道炎を認めた。非RCT 1編のみの評価であり，介入効果についての評価は困難と考えられた。

エビデンスの強さ D（非常に弱い）

②口腔粘膜炎

非RCT 1編について定性的システマティックレビューを行った[5]。G-CSF投与群31例中21例，G-CSF非投与群35例中11例でGrade 3以上の口腔粘膜炎を認め，G-CSF投与群で有意に多かった［$p=0.001$（Chi-square test）］。

エビデンスの強さ C（弱）

③血小板減少症

胸部放射線療法とがん薬物療法の同時併用ではG-CSF投与によって血小板減少症の発症が有意に増加するとの報告[13]もある。

5 システマティックレビューの考察・まとめ

(1) 益

放射線同時併用化学療法時のG-CSF投与について，OS，FN発症率に関する明らかな益は示されなかった。RCTがないためさらなる検討が必要であるが，現時点では放射線同時併用化学療法時の好中球減少症に対してG-CSF投与を推奨する根拠はない。

(2) 害

エビデンスの強さとしてはC（弱）～D（非常に弱い）程度であるが，口腔粘膜炎などの有害事象が増える可能性が示唆されている。

(3) 患者の価値観・好み

患者の価値観・好みについて，エビデンスに基づく評価はできていないが，FN発症率を低減させるなどの望ましい効果や，疼痛などの望ましくない効果の受け止め方にはばらつきがあり得ることを考慮した。

(4) コスト・資源

コスト・資源について，エビデンスに基づく評価はできていないが，G-CSF使用によってコストがかかることを考慮し，G-CSF使用によって得られる益が，コストや資源に見合ったものであるかどうかも含めて検討した。

(5) まとめ

がん薬物療法と同時に放射線療法を行う場合のG-CSF投与について，明らかな益は示されておらず，害が増加する可能性が示唆されていることから，行わないことを弱く推奨する。

6 推奨決定会議における協議と投票の結果

推奨決定会議に参加したワーキンググループ委員は20名（医師18名，看護師1名，薬剤師1名）であった。委員からの事前申告に基づき，経済的COI・アカデミックCOIによる推奨決定への影響はないと判断された。

システマティックレビューレポートに基づいて，推奨草案「がん薬物療法と同時に放射線療法を行う場合に，G-CSF の予防投与や治療投与を行わないことを弱く推奨する」が提示され，推奨決定の協議と投票の結果，合意形成に至った。

参考文献

1) Segawa Y, Kiura K, Takigawa N, et al. Phase Ⅲ trial comparing docetaxel and cisplatin combination chemotherapy with mitomycin, vindesine, and cisplatin combination chemotherapy with concurrent thoracic radiotherapy in locally advanced non-small-cell lung cancer：OLCSG 0007. J Clin Oncol. 2010；28：3299-306.

2) Crawford J, Caserta C, Roila F, ESMO Guidelines Working Group. Hematopoietic growth factors：ESMO Clinical Practice Guidelines for the applications. Ann Oncol. 2010；21 Suppl 5：v248-51.

3) Smith TJ, Bohlke K, Lyman GH, et al, American Society of Clinical Oncology. Recommendations for the Use of WBC Growth Factors：American Society of Clinical Oncology Clinical Practice Guideline Update. J Clin Oncol. 2015；33：3199-212.

4) NCCN Clinical Practice Guidelines in Oncology. Hematopoietic Growth Factors Version 1. 2022.

5) Abitbol AA, Sridhar KS, Lewin AA, et al. Hyperfractionated radiation therapy and 5-fluorouracil, cisplatin, and mitomycin-C（+/- granulocyte-colony stimulating factor）in the treatment of patients with locally advanced head and neck carcinoma. Cancer. 1997；80：266-76.

6) Wu FP, Wang J, Wang H, et al. Clinical observation of the therapeutic effects of pegylated recombinant human granulocyte colony-stimulating factor in patients with concurrent chemoradiotherapy-induced grade Ⅳ neutropenia. Exp Ther Med. 2015；9：761-5.

7) Glisson B, Komaki R, Lee JS, et al. Integration of filgrastim into chemoradiation for limited small cell lung cancer：a Phase Ⅰ study. Int J Radiat Oncol Biol Phys. 1998；40：331-6.

8) Sheikh H, Colaco R, Lorigan P, et al. Use of G-CSF during concurrent chemotherapy and thoracic radiotherapy in patients with limited-stage small-cell lung cancer safety data from a phase Ⅱ trial. Lung Cancer. 2011；74：75-9.

9) Sanders IW, Haslett K, Correa P, et al. Sequential TPF chemotherapy followed by concurrent chemoradiotherapy in locally advanced head and neck cancer--a retrospective analysis of toxicity and outcomes. Scott Med J. 2014；59：50-5.

10) Shimizu T, Sekine I, Sumi M, et al. Concurrent chemoradiotherapy for limited-disease small cell lung cancer in elderly patients aged 75 years or older. Jpn J Clin Oncol. 2007；37：181-5.

11) 田中　伯，竹中幸則，安井俊道，他．頭頸部癌化学放射線療法中の G-CSF 使用についての検討．大阪府総医誌．2015；38：33-7.

12) 小林　晃，大野彰二，山沢英明，他．Chemoradiotherapy にて放射線肺臓炎を発症した肺癌症例の臨床的検討．日胸臨．2002；61：734-42.

13) Gomes F, Faivre-Finn C, Mistry H, et al. Safety of G-CSF with concurrent chemo-radiotherapy in limited-stage small cell lung cancer- Secondary analysis of the randomised phase 3 CONVERT trial. Lung Cancer. 2021；153：165-70.

Ⅵ

その他

附録

1. 各 Question の投票結果内訳

（1）CQ

	Question 情報				
Question No.（分類）	Questions	推奨	推奨の強さ*1	エビデンスの強さ*1	合意率
Q1（CQ）	乳がんのがん薬物療法において，G-CSF の一次予防投与は有用か？	乳がんのがん薬物療法において，G-CSF の一次予防投与を行うことを強く推奨する	1	A	90.9%
Q2（CQ）	進行非小細胞肺がんのがん薬物療法において，G-CSF の一次予防投与は有用か？	進行非小細胞肺がんのがん薬物療法*において，G-CSF の一次予防投与を行うことを弱く推奨する *該当するレジメンは，ドセタキセル＋ラムシルマブ療法	2	D	90.9%
Q3（CQ）	進展型小細胞肺がんのがん薬物療法において，G-CSF の一次予防投与は有用か？	進展型小細胞肺がんのがん薬物療法において，G-CSF の一次予防投与を行わないことを弱く推奨する	2	D	95.5%
Q8（CQ）	大腸がんのがん薬物療法において，G-CSF の一次予防投与は有用か？	大腸がんのがん薬物療法において，G-CSF の一次予防投与を行わないことを弱く推奨する	2	B	95.5%
Q10（CQ）	頭頸部がんのがん薬物療法において，G-CSF の一次予防投与は有用か？	頭頸部がんのがん薬物療法において，G-CSF の一次予防投与を行わないことを弱く推奨する	2	D	100%
Q11（CQ）	卵巣がんのがん薬物療法において，G-CSF の一次予防投与は有用か？	卵巣がんのがん薬物療法において，G-CSF の一次予防投与を行わないことを弱く推奨する	2	D	95.5%
Q14（CQ）	前立腺がんのがん薬物療法において，G-CSF の一次予防投与は有用か？	前立腺がんのがん薬物療法*において，G-CSF の一次予防投与を行うことを弱く推奨する *該当するレジメンは，カバジタキセル	2	C	91.3%
Q19（CQ）	古典的ホジキンリンパ腫のがん薬物療法において，G-CSF の一次予防投与は有用か？	古典的ホジキンリンパ腫のがん薬物療法*において，G-CSF の一次予防投与を行うことを弱く推奨する *該当するレジメンは，BV-AVD 療法	2	D	95.7%
Q20（CQ）	B 細胞リンパ腫のがん薬物療法において，G-CSF の一次予防投与は有用か？	B 細胞リンパ腫のがん薬物療法において，G-CSF の一次予防投与を行うことを弱く推奨する	2	D	91.3%
Q21（CQ）	T/NK 細胞リンパ腫および再発・難治リンパ腫のがん薬物療法において，G-CSF の一次予防投与は有用か？	T/NK 細胞リンパ腫および再発・難治リンパ腫のがん薬物療法において，G-CSF の一次予防投与を行うことを弱く推奨する	2	D	87.0%
Q22（CQ）	成人急性骨髄性白血病（急性前骨髄球性白血病を除く）の寛解導入療法において，G-CSF の一次予防投与は有用か？	成人急性骨髄性白血病（急性前骨髄球性白血病を除く）の寛解導入療法において，G-CSF の一次予防投与を行わないことを弱く推奨する	2	B	100%
Q23（CQ）	成人急性リンパ性白血病の治療において，G-CSF の一次予防投与は有用か？	成人急性リンパ性白血病の治療において，G-CSF の一次予防投与を行うことを弱く推奨する	2	D	95.7%
Q24（CQ）	好中球減少症が持続する骨髄異形成症候群において，G-CSF の一次予防投与は有用か？	好中球減少症が持続する骨髄異形成症候群において，G-CSF の一次予防投与を行うことを弱く推奨する	2	C	100%
Q25（CQ）	乳がんにおいて，G-CSF 一次予防投与を前提に増強したがん薬物療法を行うことは有用か？	乳がんにおいて，G-CSF 一次予防投与を前提に治療強度を増強したがん薬物療法を行うことを弱く推奨する	2	A	100%
Q30（CQ）	卵巣がんにおいて，G-CSF 一次予防投与を前提に増強したがん薬物療法を行うことは有用か？	卵巣がんのがん薬物療法において，G-CSF 一次予防投与を前提に増強したがん薬物療法を行わないことを弱く推奨する	2	D	87.0%
Q31（CQ）	尿路上皮がんにおいて，G-CSF 一次予防投与を前提に増強したがん薬物療法を行うことは有用か？	尿路上皮がんにおいて，G-CSF 一次予防投与を前提に治療強度を増強したがん薬物療法*を行うことを弱く推奨する *該当するレジメンは，dose-dense MVAC 療法	2	B	100%
Q34（CQ）	Ewing 肉腫において，G-CSF 投与を前提に増強したがん薬物療法を行うことは有用か？	Ewing 肉腫において，G-CSF 一次予防投与を前提に増強したがん薬物療法を行うことを弱く推奨する	2	C	96.0%
Q35（CQ）	バーキットリンパ腫・マントル細胞リンパ腫において，G-CSF 一次予防投与を前提に増強したがん薬物療法を行うことは有用か？	バーキットリンパ腫・マントル細胞リンパ腫において，G-CSF 一次予防投与を前提に増強したがん薬物療法を行うことを弱く推奨する	2	D	90.9%
Q37（CQ）	前コースで発熱性好中球減少症を認めた悪性リンパ腫に対してがん薬物療法を継続して行う場合，G-CSF の二次予防投与は有用か？	前コースで発熱性好中球減少症を認めた悪性リンパ腫に対してがん薬物療法を継続して行う場合，G-CSF の二次予防投与を行うことを弱く推奨する	2	D	95.7%
Q38（CQ）	成人急性骨髄性白血病（急性前骨髄球性白血病を除く）の治療において，G-CSF とがん薬物療法の併用投与は有用か？	成人急性骨髄性白血病（急性前骨髄球性白血病を除く）の治療において，G-CSF とがん薬物療法の併用投与を行わないことを弱く推奨する	2	C	86.4%
Q40（CQ）	がん薬物療法を受けて発熱性好中球減少症を発症した固形がん患者において，G-CSF の二次予防投与は有用か？	がん薬物療法を受けて発熱性好中球減少症を発症した固形がん患者*において，G-CSF の二次予防投与を行うことを弱く推奨する *特に治癒を含む効果を期待でき，治療強度を下げない方がよいと考えられる疾患	2	B	100%
Q41（CQ）	がん薬物療法中の発熱性好中球減少症患者に，G-CSF の治療投与は有用か？	がん薬物療法中の発熱性好中球減少症患者に，G-CSF の治療投与を行わないことを弱く推奨する	2	C	87.0%
Q42（CQ）	がん薬物療法中の無熱性好中球減少症患者に，G-CSF の治療投与は有用か？	がん薬物療法中の無熱性好中球減少症患者に，G-CSF の治療投与を行わないことを弱く推奨する	2	B	90.9%
Q43（CQ）*2	フィルグラスチムを予防投与で用いるとき，バイオシミラーと先行バイオ医薬品のいずれが推奨されるか？	フィルグラスチムを予防投与で用いるとき，バイオシミラーと先行バイオ医薬品のいずれも弱く推奨する	2	D	100%

| 投票参加者 | | | | | 行うことを強く推奨する | | | 行うことを弱く推奨する | | | 行わないことを弱く推奨する | | | 行わないことを強く推奨する | | |
| 推奨決定会議参加者 | | 事前投票者 | | 投票総数 | 当日 | 事前 | 合計(割合) | 当日 | 事前 | 合計(割合) | 当日 | 事前 | 合計(割合) | 当日 | 事前 | 合計(割合) |
対象者	棄権(COI)	対象者	棄権(COI)													
22	0	0	0	22	20	0	20(90.9%)	2	0	2(9.1%)	0	0	0(0%)	0	0	0(0%)
22	0	0	0	22	0	0	0(0%)	20	0	20(90.9%)	2	0	2(9.1%)	0	0	0(0%)
22	0	0	0	22	0	0	0(0%)	1	0	1(4.5%)	21	0	21(95.5%)	0	0	0(0%)
22	0	0	0	22	0	0	0(0%)	0	0	0(0%)	21	0	21(95.5%)	1	0	1(4.5%)
22	0	0	0	22	0	0	0(0%)	0	0	0(0%)	22	0	22(100%)	0	0	0(0%)
22	0	0	0	22	0	0	0(0%)	0	0	0(0%)	21	0	21(95.5%)	1	0	1(4.5%)
23	0	0	0	23	0	0	0(0%)	21	0	21(91.3%)	2	0	2(8.7%)	0	0	0(0%)
23	0	0	0	23	0	0	0(0%)	22	0	22(95.7%)	1	0	1(4.3%)	0	0	0(0%)
23	0	0	0	23	0	0	0(0%)	21	0	21(91.3%)	2	0	2(8.7%)	0	0	0(0%)
23	0	0	0	23	0	0	0(0%)	20	0	20(87.0%)	3	0	3(13.0%)	0	0	0(0%)
23	0	0	0	23	0	0	0(0%)	0	0	0(0%)	23	0	23(100%)	0	0	0(0%)
23	0	0	0	23	0	0	0(0%)	22	0	22(95.7%)	1	0	1(4.3%)	0	0	0(0%)
23	0	0	0	23	0	0	0(0%)	23	0	23(100%)	0	0	0(0%)	0	0	0(0%)
23	0	0	0	23	0	0	0(0%)	23	0	23(100%)	0	0	0(0%)	0	0	0(0%)
23	0	0	0	23	0	0	0(0%)	1	0	1(4.3%)	20	0	20(87.0%)	2	0	2(8.7%)
23	0	0	0	23	0	0	0(0%)	23	0	23(100%)	0	0	0(0%)	0	0	0(0%)
25	0	0	0	25	1	0	1(4.0%)	24	0	24(96.0%)	0	0	0(0%)	0	0	0(0%)
22	0	0	0	22	2	0	2(9.1%)	20	0	20(90.9%)	0	0	0(0%)	0	0	0(0%)
23	0	0	0	23	0	0	0(0%)	22	0	22(95.7%)	1	0	1(4.3%)	0	0	0(0%)
22	0	0	0	22	0	0	0(0%)	0	0	0(0%)	19	0	19(86.4%)	3	0	3(13.6%)
23	0	0	0	23	0	0	0(0%)	23	0	23(100%)	0	0	0(0%)	0	0	0(0%)
23	0	0	0	23	0	0	0(0%)	3	0	3(13.0%)	20	0	20(87.0%)	0	0	0(0%)
22	0	0	0	22	0	0	0(0%)	0	0	0(0%)	20	0	20(90.9%)	2	0	2(9.1%)
22	0	0	0	22	0	0	0(0%)	22	0	22(100%)	0	0	0(0%)	0	0	0(0%)

			Question 情報				
Question No.（分類）	**Questions**		**推奨**	**推奨の強さ[*1]**	**エビデンスの強さ[*1]**	**合意率**	
Q44（CQ）	がん薬物療法において，ペグ化 G-CSF 単回投与は非ペグ化 G-CSF 連日投与より推奨されるか？		がん薬物療法において，ペグ化 G-CSF 単回投与を行うことを強く推奨する	1	A	95.5%	
Q45（CQ）[*3]	がん薬物療法でペグ化 G-CSF を投与するとき，Day 2 と Day 3〜Day 5 のいずれが推奨されるか？		がん薬物療法でペグ化 G-CSF を投与するとき，Day 2 と Day 3〜Day 5 のいずれも弱く推奨する	2	C	100%	
Q46（CQ）	がん薬物療法と同時に放射線療法を行う場合に，G-CSF の予防投与や治療投与は有用か？		がん薬物療法と同時に放射線療法を行う場合に，G-CSF の予防投与や治療投与を行わないことを弱く推奨する	2	D	95.0%	

[*1] 推奨の強さ・エビデンスの強さは，7 ページの表 3 を参照。特定の診療行為の推奨を意味しない場合は，「─」としている。
[*2] Q43（CQ）は当初，「フィルグラスチムのバイオシミラーは，先行バイオ医薬品と比べて有用か？」という CQ に対して，「フィルグラスチムのバイオシミラーは，先行バイオ医薬品と比〔…〕うことを弱く推奨する」が 16 名（72.7%），「行わないことを弱く推奨する」が 0 名（0%），「行わないことを強く推奨する」が 0 名（0%），当初推奨草案で投票を行うことに反対の意見〔…〕
[*3] Q45（CQ）は「がん薬物療法でペグ化 G-CSF を投与するとき，Day 2 と Day 3〜Day 5 のいずれも弱く推奨する」が推奨草案として提示されており，介入間で優劣をつける内容ではな〔…〕

(2) FQ・BQ

			Question 情報				
Question No.（分類）	**Questions**		**ステートメント**	**推奨の強さ[*1]**	**エビデンスの強さ[*1]**	**合意率**	
Q4（FQ）	食道がんのがん薬物療法において，G-CSF の一次予防投与は有用か？		食道がんにおいて，G-CSF 一次予防投与の有用性は明らかではない	─	─	95.8%	
Q5（FQ）	胃がんのがん薬物療法において，G-CSF の一次予防投与は有用か？		胃がんにおいて，G-CSF 一次予防投与の有用性は明らかではない	─	─	95.8%	
Q6（FQ）	膵がんのがん薬物療法において，G-CSF の一次予防投与は有用か？		膵がんにおいて，G-CSF 一次予防投与の有用性は明らかではない	─	─	100%	
Q7（FQ）	胆道がんのがん薬物療法において，G-CSF の一次予防投与は有用か？		胆道がんにおいて，G-CSF 一次予防投与の有用性は明らかではない	─	─	95.7%	
Q9（FQ）	消化器神経内分泌がんのがん薬物療法において，G-CSF の一次予防投与は有用か？		消化器神経内分泌がんにおいて，G-CSF 一次予防投与の有用性は明らかではない	─	─	100%	
Q12（FQ）	子宮頸がんのがん薬物療法において，G-CSF の一次予防投与は有用か？		子宮頸がんにおいて，G-CSF 一次予防投与の有用性は明らかではない	─	─	100%	
Q13（FQ）	子宮体がんのがん薬物療法において，G-CSF の一次予防投与は有用か？		子宮体がんにおいて，G-CSF 一次予防投与の有用性は明らかではない	─	─	100%	
Q15（FQ）	非円形細胞軟部肉腫のがん薬物療法において，G-CSF の一次予防投与は有用か？		非円形細胞軟部肉腫において，G-CSF 一次予防投与の有用性は明らかではない	─	─	100%	
Q16（FQ）	骨肉腫のがん薬物療法において，G-CSF の一次予防投与は有用か？		小児を除く骨肉腫において，G-CSF 一次予防投与の有用性は明らかではない	─	─	100%	
Q17（FQ）	横紋筋肉腫のがん薬物療法において，G-CSF の一次予防投与は有用か？		小児を除く横紋筋肉腫において，G-CSF 一次予防投与の有用性は明らかではない	─	─	100%	
Q18（FQ）	Ewing 肉腫のがん薬物療法において，G-CSF の一次予防投与は有用か？		小児を除く Ewing 肉腫において，G-CSF 一次予防投与の有用性は明らかではないが，根治目的の治療時は行われることが多い	─	─	100%	
Q26（FQ）	食道がんにおいて，G-CSF 一次予防投与を前提に増強したがん薬物療法を行うことは有用か？		食道がんにおいて，G-CSF 一次予防投与を前提に増強したがん薬物療法の有用性は明らかではない	─	─	95.8%	
Q27（FQ）	膵がんにおいて，G-CSF 一次予防投与を前提に増強したがん薬物療法を行うことは有用か？		膵がんにおいて，G-CSF 一次予防投与を前提に増強したがん薬物療法の有用性は明らかではない	─	─	100%	
Q28（FQ）	大腸がんにおいて，G-CSF 一次予防投与を前提に増強したがん薬物療法を行うことは有用か？		大腸がんにおいて，G-CSF 一次予防投与を前提に増強したがん薬物療法の有用性は明らかではない	─	─	100%	
Q29（FQ）	頭頸部がんにおいて，G-CSF 一次予防投与を前提に増強したがん薬物療法を行うことは有用か？		頭頸部がんにおいて，G-CSF 一次予防投与を前提に増強したがん薬物療法の有用性は明らかではない	─	─	100%	
Q32（FQ）	非円形細胞軟部肉腫において，G-CSF 一次予防投与を前提に増強したがん薬物療法を行うことは有用か？		非円形細胞軟部肉腫において，G-CSF 一次予防投与を前提に増強したがん薬物療法の有用性は明らかではない	─	─	100%	
Q33（FQ）	横紋筋肉腫において，G-CSF 一次予防投与を前提に増強したがん薬物療法を行うことは有用か？		小児を除く横紋筋肉腫において，G-CSF 一次予防投与を前提に増強したがん薬物療法の有用性は明らかではない	─	─	100%	
Q36（BQ）[*2]	悪性リンパ腫・多発性骨髄腫の自家末梢血幹細胞採取において，G-CSF の投与は有用か？		悪性リンパ腫・多発性骨髄腫の自家末梢血幹細胞採取において，G-CSF の投与が一般的に行われている	─	─	100%	
Q39（BQ）	発熱性好中球減少症の発症リスクと相関する患者背景因子は何か？		発熱性好中球減少症の発症の背景因子として，高齢，がん薬物療法や放射線療法の既往，performance status 不良や発熱性好中球減少症の既往などが挙げられる	─	─	95.7%	

[*1] 推奨の強さ・エビデンスの強さは，7 ページの表 3 を参照。特定の診療行為の推奨を意味しない場合は，「─」としている。
[*2] Q36（BQ）は当初 CQ として設定されており，初回投票時は「行うことを強く推奨する」が 12 名（54.5%），「行うことを弱く推奨する」が 10 名（45.5%），「行わないことを弱く推奨す〔…〕り，2 回目の投票が行われた。表には 2 回目投票結果が示されている。

投票参加者				投票総数	行うことを強く推奨する			行うことを弱く推奨する			行わないことを弱く推奨する			行わないことを強く推奨する		
推奨決定会議参加者		事前投票者			当日	事前	合計(割合)	当日	事前	合計(割合)	当日	事前	合計(割合)	当日	事前	合計(割合)
対象者	棄権(COI)	対象者	棄権(COI)													
22	0	0	0	22	21	0	21(95.5%)	1	0	1(4.5%)	0	0	0(0%)	0	0	0(0%)
20	0	0	0	20	「承認する」が20名(100%),「承認しない」が0名(0%)											
20	0	0	0	20	0	0	0(0%)	0	0	0(0%)	19	0	19(95.0%)	1	0	1(5.0%)

べて有効性および安全性において明らかな差はなく,使用することを弱く推奨する」が推奨草案として提示されていた。初回投票時は「行うことを強く推奨する」が1名(4.5%),「行
が5名(22.7%)であったが,その後の議論で推奨草案の表現を変更し,2回目の投票が行われた。表には2回目投票結果が示されている。
かったため,推奨草案の採否に関する投票を行った。

投票参加者				投票総数	承認する			承認しない		
推奨決定会議参加者		事前投票者			当日	事前	合計(割合)	当日	事前	合計(割合)
対象者	棄権(COI)	対象者	棄権(COI)							
22	0	2	0	24	21	2	23(95.8%)	1	0	1(4.2%)
22	0	2	0	24	21	2	23(95.8%)	1	0	1(4.2%)
22	0	2	0	24	22	2	24(100%)	0	0	0(0%)
21	0	2	0	23	20	2	22(95.7%)	1	0	1(4.3%)
21	0	2	0	23	21	2	23(100%)	0	0	0(0%)
22	0	2	0	24	22	2	24(100%)	0	0	0(0%)
22	0	2	0	24	22	2	24(100%)	0	0	0(0%)
22	0	2	0	24	22	2	24(100%)	0	0	0(0%)
21	0	2	0	23	21	2	23(100%)	0	0	0(0%)
21	0	2	0	23	21	2	23(100%)	0	0	0(0%)
25	0	0	0	25	25	0	25(100%)	0	0	0(0%)
22	0	2	0	24	21	2	23(95.8%)	1	0	1(4.2%)
22	0	2	0	24	22	2	24(100%)	0	0	0(0%)
22	0	2	0	24	22	2	24(100%)	0	0	0(0%)
22	0	2	0	24	22	2	24(100%)	0	0	0(0%)
20	0	2	0	22	20	2	22(100%)	0	0	0(0%)
20	0	2	0	22	20	2	22(100%)	0	0	0(0%)
21	0	2	0	23	21	2	23(100%)	0	0	0(0%)
23	0	0	0	23	22	0	22(95.7%)	1	0	1(4.3%)

る」が0名(0%),「行わないことを強く推奨する」が0名(0%)であったが,その後の議論でBQとして扱うこととな

2. 外部評価

　本ガイドラインは草案段階で，日本癌治療学会・日本臨床腫瘍学会・日本血液学会の各学会でのパブリックコメント募集，およびがん診療ガイドライン評価委員会による AGREE Ⅱ 評価を受けた。パブリックコメントをお寄せくださった皆様，および，がん診療ガイドライン評価委員会の皆様には心より感謝したい。

　以下，これらの外部評価に対する見解と対応を示す。なお，文言修正の指摘があったものについては，本ガイドライン改訂ワーキンググループで検討した上で適宜修正を行った。

1 パブリックコメントで寄せられた意見とその対応

（1）本ガイドライン作成基本方針について

世界的なガイドラインである ASCO ガイドラインや NCCN ガイドラインにならうべき

　ASCO や NCCN のガイドラインが「世界的なガイドライン」であるのは間違いないが，世界的なガイドラインにそう書いてあるからそれにならえばよい，という立場を本ガイドライン改訂ワーキンググループはとらなかった。多くのガイドラインが，FN 発症率 20％ をカットオフとして G-CSF の推奨を行っている中，本ガイドラインでは，あくまでも，科学的な根拠に基づいて，益と害のバランスを判断し，推奨を行う方針とした。この経緯については，「Ⅱ．総論」の「6．発熱性好中球減少症発症率（FN 発症率）のカットオフ」（23 ページ）に記載した。

がん種別に Question が設定されているが，レジメン別に記述すべきではないか

　本ガイドラインでは，がん種別に Question を設定し，各レジメンの検討はその Question 内で行う方針とした。レジメン別に細かく Question を設定することや，すべてのがん種をまとめて Question を設定することも検討したが，本ガイドライン改訂ワーキンググループでの議論の結果，「一次予防投与」と「治療強度増強」については，がん種ごとに Question を立てるのが最も適切と判断した。この経緯については，「Ⅰ．本ガイドラインの概要」の「6．診療ガイドライン作成方法（2）作成基本方針」（4 ページ）に記載した。CQ の中には，推奨文に注釈をつけ，特定のレジメンに限っての推奨と記載したものや，解説文の中でレジメンごとのエビデンスに言及したものがあり，記載方法が一貫していないことについても指摘があったが，この点については，今後の改訂の際に改善したい。

がん種別の Question 設定とした結果，メタアナリシスが可能であった Question は限られ，46 個の Question のうち，CQ として採用できたのは 27 個のみで，そのうち，推奨の強さが 1（強い）となっているのはわずか 2 個であり，全体を通して，明確な推奨の少ない曖昧なガイドラインとなっている。本ガイドライン 2013 年版では，FN 発症率 20％ をカットオフとする方針で，より明確な推奨がなされており，このカットオフには一定の有用性がある

　強い推奨が少なく，曖昧なガイドラインになっているという指摘はその通りだが，科学的な根拠に基づいてシステマティックレビューを行った結果がこうなったということであり，この方針自体が間違っていたとは考えていない。本ガイドライン作成の過程で，多くの Question について，エビデンスが十分にないという現実が浮き彫りとなり，今後のエビデンス創出の必要性が認識されたが，これが，本ガイドラインの一つの成果なのかもしれない。FN 発症率 20％ のカットオフを設定することの有用

性は本ガイドライン改訂ワーキンググループも理解しているところだが，有用だから科学的根拠に基づいていなくてもそれを利用すればよいとは考えず，あくまでも，科学的根拠を重視する方針を貫いた。今後の改訂の際には，科学的根拠に基づきながら，有用性の高いガイドラインとなるように，よりよい形を検討していきたい。

ペグフィルグラスチムの添付文書には，「がん化学療法剤の投与開始14日前から投与終了後24時間以内に本剤を投与した場合の安全性は確立していない」と記載されている中，本ガイドラインでは，2週毎投与のレジメンも含め，ペグ化G-CSFによる一次予防投与を推奨する記載となっているが，この問題に言及する必要はないか

　指摘のあった通り，2週毎投与のがん薬物療法における予防投与でペグ化G-CSFを投与する場合，添付文書の記載を逸脱してしまう問題がある。本ガイドラインにおいては，原則として，添付文書の記載は考慮せずに，科学的に評価を行う方針としており，添付文書の記載から逸脱しているとしても，特にそれに言及はしていないことも多い。ワーキンググループとしては，本ガイドラインの発刊をきっかけに，添付文書改訂の機運が高まること，また，本ガイドラインが添付文書改訂の議論に本ガイドラインが利用されることを期待している。

アルゴリズムがあった方が視覚的な理解が深まると思う

　本ガイドラインは，多様な疾患の多様な状況を対象にしており，アルゴリズムを用いた解説は困難と判断し，作成しなかった。今後の改訂の際には，その必要性について改めて検討したい。

日本臨床腫瘍学会『発熱性好中球減少症（FN）診療ガイドライン』と整合性をとるべき

　FNの治療については本ガイドラインの対象とはしておらず，特に言及はしていないが，FNを発症した際の診療については，最新のFN診療ガイドラインを参照することが望ましい。FN診療ガイドライン改訂第2版（2017年10月）においては，「FNの予防」の記載があり，FNの発症頻度のカットオフ10%および20%に基づくG-CSF予防投与の推奨が記載されている。同ガイドラインは現在改訂作業中ということであり，本ガイドラインとの整合性をとるためにも，十分な情報共有と意見交換が必要と思われる。

（2）個別のQuestionについて

Q3（CQ）「進展型小細胞肺がんのがん薬物療法において，G-CSFの一次予防投与は有用か？」
G-CSFの一次予防投与を行わないことを弱く推奨するとなっているが，アムルビシンについては，FN発症率が30.1%という報告もあり，一次予防投与が推奨されるのではないか

　本ガイドラインではFN発症率に基づく推奨はしておらず，G-CSFの一次予防投与が有用か否かを科学的に評価して推奨文を決定した。アムルビシンも含めて，一次予防投与を推奨する根拠は認められず，「行わないことを弱く推奨する」となった。ただし，解説文では，「リスクの高いレジメンを用いる場合や高リスク症例においては，G-CSFの一次予防投与を行うことも考慮する」と記載しており，個別の状況に応じた判断を妨げるものではない。

Q14（CQ）「前立腺がんのがん薬物療法において，G-CSF の一次予防投与は有用か？」
カバジタキセル投与時には当然 G-CSF の一次予防投与を行うべきだが，「弱く推奨する」となっているのは，誤解を招くのではないか

　「Minds 診療ガイドライン作成の手引き 2014」「Minds 診療ガイドライン作成マニュアル 2017」に基づき，本ガイドラインでは，推奨を，「推奨の向き」と「推奨の強さ」で表している。CQ14 のシステマティックレビューでは，推奨の向きは G-CSF 一次予防投与を支持するものの，エビデンスの強さが C（弱）であったため，推奨文は「行うことを弱く推奨する」となった。G-CSF 一次予防投与の有無を比較した研究が乏しい中，本ガイドラインでは，「弱く推奨する」が頻出する形になってしまったが，「行うことを弱く推奨する」は，「推奨しない」とは異なり，推奨の向きは，「行うこと」に向いている。現在多くのガイドラインで採用されている言葉遣いであるが，医療現場に，誤解なく浸透するような取り組みが必要かもしれない。なお，推奨文のみでは伝わりにくい部分を補足するため，各 Question の背景や推奨文決定に至る総合的な判断については，解説文に記載した。エビデンスの強さが十分でない Question については，今後のエビデンス創出が求められる。

Q24（CQ）「好中球減少症が持続する骨髄異形成症候群において，G-CSF の一次予防投与は有用か？」
好中球減少症が持続する骨髄異形成症候群に対する G-CSF の投与を「一次予防投与」と呼ぶのは適切か

　骨髄異形成症候群は，慢性的な好中球減少を呈する疾患で，Q24 は，がん薬物療法を行っていない患者も対象に含まれている。がん薬物療法の際の投与でない場合，総論に記載されている「一次予防投与」の定義（がん薬物療法開始後，好中球数によらず，FN 発症を防ぐ目的で投与を開始する）には厳密には合致しないが，「FN 発症を防ぐ目的で投与を開始する」という点は合致しており，「一次予防投与」に含めることとした。Q24 の解説文に，がん薬物療法施行の有無を問わず，骨髄異形成症候群に対する FN 発症予防での G-CSF の使用を「一次予防投与」と定義する旨記載した。

Q42（CQ）「がん薬物療法中の無熱性好中球減少症患者に，G-CSF の治療投与は有用か？」
実地診療では，無熱性好中球減少症に対して G-CSF が投与されているケースもあり，『G-CSF の治療投与を行わないことを弱く推奨する』という推奨文だけでなく，具体的な対応策を示してほしい

　Q42 の「5. システマティックレビューの考察・まとめ」に，「FN 発症リスクの高い患者集団の無熱性好中球減少症では，患者が FN を発症した際にすぐ診察を受けられる対策を講じるなどの備えが必要である」という記載を加えた。

Q44（CQ）「がん薬物療法において，ペグ化 G-CSF 単回投与は非ペグ化 G-CSF 連日投与より推奨されるか？」
FN 発症率のメタアナリシス結果に基づき，ペグ化 G-CSF 単回投与を行うことを強く推奨するとしているが，このメタアナリシスの FN 発症率比は，わずか 1.18（95%CI：1.03-1.34）であり，たとえば G-CSF 連日投与の FN 発症率が 30%なら，ペグ化 G-CSF に変えることで FN を避けられるのは約 5% にすぎず，臨床的な有用性が大きいとは言えない。コストも考慮すると，『強く推奨する』とするのは不適切ではないか

　本ガイドライン作成にあたって，有用性の程度を判断する基準は定めておらず，個々の Question で，益と害のバランスを総合的に判断し，ワーキンググループでの議論を経て推奨文が決定された。

当該メタアナリシスでは，結果のばらつきや出版バイアスも認められず，エビデンスの強さはA（強）とされた。FN 発症率の差はわずかとはいえ，ペグ化 G-CSF で確実に FN 発症が減らせること，害の増加は認められていないことを含め，総合的に議論した結果，「ペグ化 G-CSF 単回投与を行うことを強く推奨する」の推奨文で合意に達した。コストについての議論も行ったが，コストに関する明確な根拠を示す文献を検索できなかったことに加え，連日投与 G-CSF の方で薬剤費が低くなるとしても，連日投与に伴う通院や受診費用が高くなる可能性があること，連日投与 G-CSF のみならず，ペグ化 G-CSF についてもバイオシミラーの登場が予測されることなども考慮し，コストについては，今回の推奨を左右する要素にはならないと判断した。

Q46（CQ）「がん薬物療法と同時に放射線療法を行う場合に，G-CSF の予防投与や治療投与は有用か？」
がん薬物療法と同時に放射線療法を行う場合に，G-CSF の予防投与や治療投与を行わないことが推奨されているが，G-CSF 予防投与が推奨されるがん薬物療法実施中に放射線療法が必要になった場合どうすべきか

　このような状況では，がん薬物療法を休薬する，放射線療法を避ける，G-CSF 予防投与を行わずに治療を行う，放射線療法を行いながら G-CSF 予防投与も行う，などの判断がありうる。いずれも，ガイドラインの推奨に一部反する可能性があるが，関係するガイドラインの記載も参照しながら，個々の状況に応じて，リスクとベネフィットのバランスを慎重に評価し，担当医の裁量で判断することになる。Question の解説文では，特殊な状況への言及はほとんどしていないが，「Ⅰ. 本ガイドラインの概要」の「4. 利用上の注意」には，「本ガイドラインは，あくまでも，標準的な治療を行うための指針であり，診療方針や治療法を規制したり，医師の裁量権を制限したりするものではなく，患者の状態や希望，施設の状況等によってはガイドラインの記載とは別の選択が行われることがありうる」と記載している。

2 がん診療ガイドライン評価委員会による AGREEⅡ評価結果とその対応

（1）AGREEⅡ評価結果

評価：7(強く同意)～1(強く不同意)

	項　目	評　価	コメント
DOMAIN 1. SCOPE AND PURPOSE			
1	The overall objective (s) of the guideline is (are) specifically described.	7	
2	The health question (s) covered by the guideline is (are) specifically described.	6	解りやすく書かれていると思います。各CQを，病態別，臓器別，介入別等に分け，より具体的に記載されても，よいかもしれません。
3	The population (patients, public, etc.) to whom the guideline is meant to apply is specifically described.	7	

DOMAIN 2. STAKEHOLDER INVOLVEMENT			
4	The guideline development group includes individuals from all relevant professional groups.	6	様々な専門分野の医師に加え，多くの職種の方々が参加されていて，大変結構です。緩和医療の専門家や患者代表にもご参画いただければ，より良いと思われます。
5	The views and preferences of the target population (patients, public, etc.) have been sought.	6	前の版と比較して，記載が増え，益と害への配慮がうかがわれるのは大変結構です。費用対効果や健康効用値のエビデンス等についても，更にご配慮願います。
6	The target users of the guideline are clearly defined.	7	
DOMAIN 3. RIGOUR OF DEVELOPMENT			
7	Systematic methods were used to search for evidence.	7	文献検索式の公開も予定されており，文献の採択基準も明確です。一方で「I．本ガイドラインの概要」の「6．診療ガイドラインの作成方法(5) 文献検索と採択基準」の⑤に，二次資料は採用しないと書かれていますが，この理由が不明です。理由を追記されることを期待し，評価は7としました。
8	The criteria for selecting the evidence are clearly described.	7	よく書かれていると思いますが，より具体的な選択方法の記載が望まれます。
9	The strengths and limitations of the body of evidence are clearly described.	7	システマティックレビュー過程で作成されたエビデンス総体の評価シート等の資料を，Web上で公開されると，さらに素晴らしいと思います。
10	The methods for formulating the recommendations are clearly described.	7	投票結果を含め，合意形成に関する具体的な記載があり，よく書かれています。一方，「I．本ガイドラインの概要」の「6．診療ガイドライン作成方法 (8) 推奨決定」で，『推奨の強さを決定した』とあります。誤解を招かないように，『推奨を決定した』とされてはいかがでしょうか。
11	The health benefits, side effects, and risks have been considered in formulating the recommendations.	7	
12	There is an explicit link between the recommendations and the supporting evidence.	7	よく記載されています。
13	The guideline has been externally reviewed by experts prior to its publication.	7	パブリックコメント，本委員会による AGREE II評価の結果の開示，およびそれらへの対応について追記予定とのことで，7と評価しました。
14	A procedure for updating the guideline is provided.	7	
DOMAIN 4. CLARITY OF RESENTATION			
15	The recommendations are specific and unambiguous.	7	
16	The different options for management of the condition or health issue are clearly presented.	6	色々と工夫の上，記載されていますが，さらに充実させてください。
17	Key recommendations are easily identifiable.	7	

	DOMAIN 5. APPLICABILITY		
18	The guideline describes facilitators and barriers to its application.	6	施設間格差や他科連携などについて，記載の充実が望まれます。
19	The guideline provides advice and/or tools on how the recommendations can be put into practice.	5	Web 版や英語版の作成予定があるとのことですが，利用者に優しいツールの作成もご検討ください。
20	The potential resource implications of applying the recommendations have been considered.	6	コスト・資源の項目を設けてあることは評価できますが，やや具体性に乏しい印象です。分野的に難しいところもあるかもしれませんが，コスト・資源に関する記述の充実が望まれます。
21	The guideline presents monitoring and/or auditing criteria.	5	Quality Indicator（QI）についての言及があるのは大変結構と存じます。次版での記載を期待します。
	DOMAIN 6. EDITORIAL INDEPENDENCE		
22	The views of the funding body have not influenced the content of the guideline.	7	
23	Competing interests of guideline development group members have been recorded and add-ressed.	7	COI の公開とその対応についての記載があります。
	OVERALL GUIDELINE ASSESSMENT		
1	Rate the overall quality of this guideline.	6	
2	I would recommend this guideline for use.	Yes, with modifica-tions	
	Notes		細部に配慮され，大変よく作られた診療ガイドラインだと思います。今回の評価で指摘された，作成参加者の多様性，エビデンス総体の導入，モニタリング指標の結果記載などについて改善されることで，次版は更によくなることを期待します。

（評価日：2022 年 6 月 20 日）

（2）AGREE Ⅱ 評価結果への対応

・項目 2

　パブリックコメントにもあったように，Question の設定については，今後の改訂の際に改めて検討したい。

・項目 4

　緩和医療の専門家や患者代表の参画について，今後の改訂の際に検討したい。

・項目 5

　費用対効果や健康効用値のエビデンス等について，今後の改訂の際に検討したい。

・項目 7

　二次資料を採択しない方針としたことについて，「Ⅰ．本ガイドラインの概要」の「6．診療ガイドラインの作成方法（5）文献検索と採択基準」に，下記記載を追記した。

⑤の二次資料については，スコーピングサーチの際にG-CSFの一次予防投与の有無を比較する重要な二次資料が検索されなかったこと，および，既存の診療ガイドラインは，FN発症率に基づいて推奨を決定しているものがほとんどで，本ガイドラインで採用している作成基本方針とは合致しないことから，重要臨床課題1に対応するQuestionについて，二次資料を検索から除外する方針とした。ただし，検索の過程で見つかった二次資料や，既存の診療ガイドラインについて，本ガイドライン作成の際の参考にすることはあった。

・項目9

　システマティックレビュー過程で作成されたエビデンス総体の評価シート等の資料は，Web上で公開する予定である。

・項目10

　ご指摘の通り修正した。

・項目18

　施設間格差や他科連携などについては，今後の改訂の際に記載を検討したい。

・項目20

　コスト・資源の評価について，今後の改訂の際にはより充実させたい。

・項目21

　Quality Indicator（QI）を用いた評価は記載通りに進め，その結果を公表していきたい。

索 引

G-CSF 適正使用ガイドライン
2022年10月改訂 第2版

2013年11月30日	第1版発行
2015年7月15日	第1版補訂版発行
2022年10月25日	第2版第1刷発行
2024年2月20日	第3刷発行

編　集　　一般社団法人　日本癌治療学会

発行者　　福村　直樹

発行所　　**金原出版株式会社**

〒113-0034 東京都文京区湯島 2-31-14

電話　編集　(03) 3811-7162
　　　営業　(03) 3811-7184
FAX　　　　(03) 3813-0288
振替口座　00120-4-151494
http://www.kanehara-shuppan.co.jp/

©日本癌治療学会, 2013, 2022

検印省略

Printed in Japan

ISBN 978-4-307-20431-6　　　　印刷・製本／三報社印刷㈱

JCOPY ＜出版者著作権管理機構　委託出版物＞

本書の無断複製は著作権法上での例外を除き禁じられています。複製される場合は，
そのつど事前に，出版者著作権管理機構（電話 03-5244-5088, FAX 03-5244-5089,
e-mail : info@jcopy.or.jp）の許諾を得てください。

小社は捺印または貼付紙をもって定価を変更致しません。
乱丁，落丁のものはお買上げ書店または小社にてお取り替え致します。

WEB アンケートにご協力ください

読者アンケート（所要時間約3分）にご協力いただいた方の中から
抽選で毎月 10 名の方に図書カード 1,000 円分を贈呈いたします。
アンケート回答はこちらから ➡

https://forms.gle/U6Pa7JzJGfrvaDof8